건강과 미용, 다이어트에 탁월한!

식초의 효능

한의학박사 **강재만** 편저

도서출판 **청연**

■ 머리말

값이 싸면서도 놀라운 효과가 있는 신비의 식초

식초는 인류 역사상 가장 오래된 식료품이며, 우리 주변에서 쉽게 구할 수 있는 가장 경제적인 건강식품이다. 값은 싸면서도 그 효과는 우리가 상상할 수 없을 정도로 놀라운 식품이 바로 식초인 것이다.

식초는 건강에는 말할 것도 없고 미용이나 다이어트 등 우리의 삶의 질을 높여주는 좋은 영양소이다.

기원전 13세기 전부터 신비한 식초의 효능에 대해서 많이 알려져 왔지만, 특히 오늘 날 각광을 받게 되는 것은, 스트레스와 식생활의 잘못된 습관으로 각종 성인병으로 고민하고 있는 시대에 가장 적합한 웰빙 식품이기 때문이다.

예로부터 그 효능이 인정되었고, 과학적으로 증명한 식초의 효능에 대해서 주요한 부분만 열거하면 다음과 같다.

첫째, 우리 신체에 피로를 주는 유산의 생성을 막음은 물론 이미 생성된 유산을 분해하여 스트레스와 피로를 풀어준다.

둘째, 어혈 제거작용을 함으로써 혈액의 순환을 원만하게 하여 동맥경화나 고혈압 같은 성인병을 예방하거나 치유하게 한다.

셋째, 살균과 해독작용을 함으로 어육이나 채소의 해독에 쓰인다.

넷째, 이뇨작용을 하며, 혈액 속에 있는 불순물을 제거하여 신장병 등에 효과가 있다.

다섯째, 혈관을 수축시켜 혈압을 높이는 호르몬을 억제하는 기능을 한다.

그밖에 타액과 위액의 분비 촉진 작용 등 많은 효능을 하여 가히 만병통치약이라고 할 수 있다.

비만과 스트레스로 고민하는 현대인이 건강을 지키기 위해서는 반드시 복용해야 하는 건강식품이 바로 식초라고 본다.

본서는 식초가 여러 가지 성인병에게 어떤 효능이 있음을 질병에 따라 그 사용법도 함께 제시했으며, 식초를 이용한 여러 가지 식품도 열거하였다.

아무쪼록 독자들은 본서를 통해서 식초의 신비한 효능을 알고 널리 사용하여 건강한 삶을 이루어기기를 바라는 바이다.

편저자

CONTENTS

■머리말 4

1 식초의 유래와 그 효능

1. 식초의 유래와 역사 13
2. 제조법에 따른 식초의 분류 17
3. 식초의 종류와 특징 19

2 식초 만드는 방법과 주요 성분

1. 과실 식초 만드는 법과 보관, 사용법 25
2. 현미식초 만드는 법 29
3. 식초의 주요 성분과 대표적 효능 32
4. 비타민 C의 효과를 살려 주는 식초 37

3 가정에서 만들 수 있는 천연 과실 식초

1. 사과 식초 43
2. 포도 식초 46

3. 귤 식초 48

4. 딸기 식초 51

5. 감식초 54

6. 살구 식초 57

7. 매실 식초 60

8. 석류 식초 63

9. 무화과 식초 66

10. 오디(뽕나무 열매) 식초 68

4 가정에서 만들 수 있는 천연 곡물식초

1. 보리 식초 73

2. 옥수수 식초 76

5 생활 속에서 식초 활용법

1. 주방에서 활용하기 81

2. 세정, 항균제로 활용하기 84

3. 피부와 두발을 건강하게 하는 식초 88

CONTENTS

4. 살균에 이용되는 식초 91
5. 민간치료제로서의 식초 93

6 각종 질병의 식초치료법

1. 성인병 101
   (1) 원인 | (2) 당뇨병 | (3) 신장계통 | (4) 고혈압 | (5) 동맥경화 | (6) 간장병 | (7) 통풍
2. 소화기 질환 125
   (1) 원인 | (2) 위장병 | (3) 변비 | (4) 비만
3. 정신, 신경계 질환 137
   (1) 원인 | (2) 신경통 | (3) 스트레스 | (3) 불면 | (4) 피로
4. 관절, 근육 질환 149
   (1) 원인 | (2) 어깨결림 | (3) 타박상, 근육통 | (4) 골다공증
5. 피부질환 및 기타 163
   (1) 원인 | (2) 무좀 | (3) 입 냄새 | (4) 여드름 | (5) 암내

7 식초로 만든 건강식품

1. 초 마늘 177
2. 초란 187
3. 식초 콩 190

8 초절임으로 만든 건강식품

1. 마늘 초절임 201
2. 검정콩 초절임 203
3. 땅콩 초절임 206
4. 매실, 살구 초절임 208
5. 오이 초질임 210
6. 연근 초절임 212
7. 양파 초절임 214
8. 호박 초절임 216
9. 감잎 초절임 218
10. 우엉 초질임 220
11. 목이버섯 초절임 222

식초의 유래와 그 효능

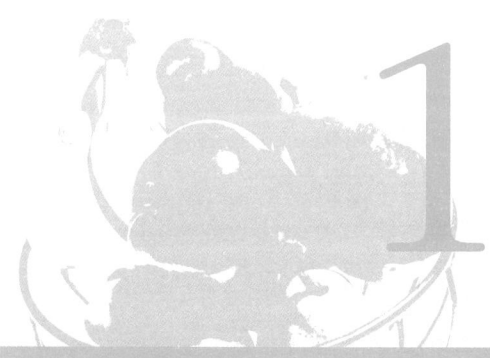

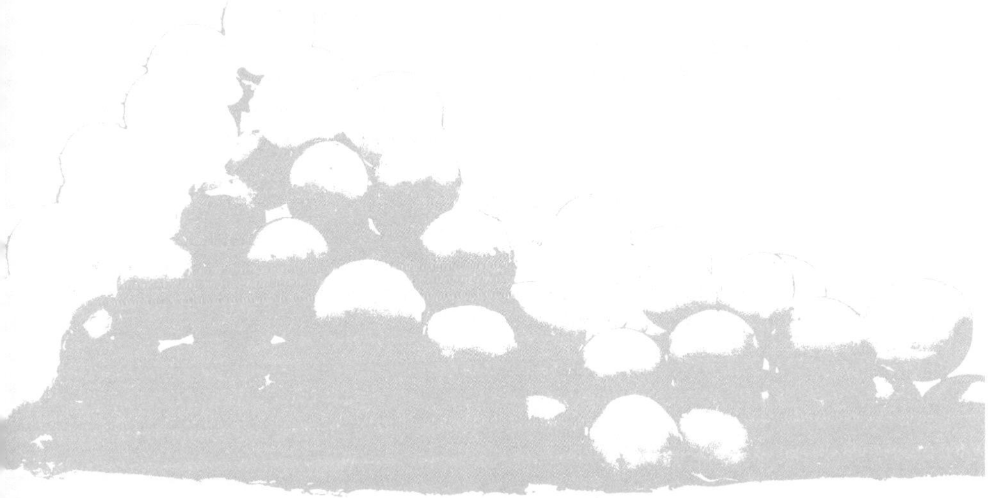

1 식초의 유래와 역사

⋎ 식초의 발단

식초가 인류에게 처음으로 알려진 것은 처음에 보존하고 있던 술이 우연히 변하여 만들어진 것으로, 따라서 인류가 최초로 만들기 시작한 조미료라고 불리어지고 있다. 그리하여 식초의 역사는 그 시초인 술의 역사와 마찬가지로 태고 때부터 이어져 왔다고 할 수 있다.

⋎ 바빌로니아인의 지혜, 식초

식초에 관한 기록은 바빌로니아 시대에 등장한다. 바빌로니아 사람들은 기원전 5,000년에 대추야자로 빚은 술을 발효시켜 식초를 만들었다.

성서에 등장하는 식초

〈구약성서〉의 모세 5경에 '강한 술 식초와 와인식초'가 등장한다. 〈룻기〉에도 룻이 식초로 만든 음료를 받아서 마셨다는 기록이 나온다. 이스라엘을 애굽에서 구출한 모세가 기원전 13세기 경의 사람임을 생각할 때 식초의 역사는 적어도 3천 3백년의 역사를 가졌다고 할 수 있다.

서양 의학의 시조로 숭배되고 있는 고대 그리스의 히포크라테스는 흡혈요법 후 상처를 치유하는 데 소독으로 식초를 이용할 것을 권장했다.

이집트 왕실에 나타난 식초

이집트의 전설적인 여왕 클레오파트라를 비롯하여 많은 귀족들이 건강과 미용을 위해 식초를 즐겨마셨다고 전해온다. 또한 식초로 절인 식품은 저장 식품으로 많은 사람들에게 귀중한 영양 식품 역할을 하였다고 전해온다. 옛날 위생이 오늘 날처럼 발달하지 못한 시대에 있어서 식초의 역할은 대단한 것으로 알려지고 있다.

☑ 콜럼버스가 사용한 의약품 대용

콜럼버스가 활약하던 시대에도 항해 중에 접할 수 있는 신선한 식량이라고는 식초로 절인 양배추뿐이었다. 또한 부족한 의약품 대용으로도 식초가 지닌 살균력이 많은 공헌을 한 것으로 보인다.

따라서 콜럼버스가 신대륙을 발견할 수 있었던 것도 식초 덕분이라고도 할 수 있을 것이다.

☑ 중국에서 사용 유래

세계 어느 나라 사람보다도 중국 사람들의 식생활에 식초가 차지하는 비중은 매우 크다. 예로부터 그들의 식생활 필수품 중에는 반드시 식초가 들어있다.

중국 후위시대에 쓰여진 〈제민요술〉에 조, 찹쌀, 콩, 보리, 팥, 술지개미 등을 원료로 하여 식초를 만드는 법이 기술되어있다. 또한 한나라 때부터는 식초 중에서도 오래 묵어서 쓴 맛이 나는 것을 '고주(苦酒)'라 하여 약용으로 쓰이기도 했다.

🌱 일본인들의 식초 유래

일본인들은 오래전부터 고대 중국에서 전해온 제조방법을 전수받아 쌀을 이용한 식초를 만들있는데, 그 중에서 '흑초'가 가장 인기가 있었다. 흑초에는 우리 몸에 좋은 아미노산이 풍부하기 때문이다.

🌱 한국에서 사용 유래

한국에서는 식초를 만드는 방법이나 종류에 대한 구체적인 자료는 없으나 신라시대부터 식초를 사용한 것으로 추측되며, 약용으로 널리 쓰이게 된 것은 고려시대인 듯 하다.

중국 송나라 때의 〈본초도경(本草圖經)〉에 소개된 고려의 다시마 조리법에 식초를 조미료로 썼다는 기록이 있다. 약용으로 사용되었다는 기록은 고려시대에 발간된 한의서인 〈향약구급방〉에는 약방에서도 식초를 다양하게 이용했다고 기술되어 있다. 그 후 조선시대에 들어서면서 식초의 제조법이 민간에게도 널리 전파되면서 민간약으로 자리 잡게 되었다.

2 제조법에 따른 식초의 분류

식용으로 사용되는 식초는 그 제조법에 따라서 양조초와 합성초로 분류된다.

❦ 양조초

양조초란 글자 그대로 양조법에 의해서 만들어진 식초이다.

양조초는 다시 그 원료에 따라 여러 가지로 분류할 수 있는데, 쌀, 보리 등의 원료를 사용하는 '곡물초'와 과실을 원료로 사용하는 '과실초'로 나뉜다.

이 양조초도 원류를 우선 알코올로 발효시켜 술을 만들고, 그것을 다시 초산 발효시켜 만드는 '순수양조초'와 술지게미나 알코올을 원료로 하여 초산 발효시킨 '알코올초'

로 분류한다.

사과식초는 사과를 통채로 갈아 냉연 압착해서 주스를 만든 뒤, 발효시켜 6개월 이상 숙성시켜서 만든다.

합성초

합성초는 화학적인 방법으로 만들어진 식초로 여기에는 순수합성초뿐만 아니라 양조초에 합성초가 가미된 것도 포함되어있다. 다시 말해 100% 양조법으로 만들어진 식초만을 양조초라고 할 수 있는 것이다.

3 식초의 종류와 특징

🌱 식초의 조건

미국의 법적 기준으로는 최초 4%의 산성도 즉 식초 100ml당 4g의 아세트산이 들어있어야 한다. 대부분의 식초 산성도는 5%이다.

🌱 쌀 식초, 현미 식초

쌀 식초는 쌀을 원료로 만든 식초로, 1ℓ에 40g 정도만 쌀 또는 술지게미를 사용하고 나머지는 양조용 알코올을 혼합한 것도 양조식초로 할 수 있다.

이와 같은 원인으로 현재 시판되고 있는 쌀 식초에는 그 원료로 순수 쌀만을 사용한 '순수 쌀 식초'와 그렇지 않은

'쌀식초'가 있는 것이다. 이런 쌀식초는 순수 쌀 식초에 비해서 값은 저렴하지만 성분과 맛이 떨어진다.

∀ 사과식초

포도식초와 마찬가지로 과즙으로 사과주를 만들어 초산 발효시켜 만든다. 사과식초는 사과산이 풍부하며, 어떤 요리에도 사용할 수 있어 우리나라에서는 최근에도 그 맛을 즐기는 애용자들이 늘고 있는 추세이지만 본고장은 미국이다.

∀ 와인식초

저장된 포도주가 우연히 초산 발효되어 식초가 된 것으로, 역사는 매우 오래되었다.
프랑스어로 식초 즉, '비네글르'는 와인과 시큼하다는 뜻을 하나로 만든 단어이며, 영어의 식초 비니거도 같은 의미이다.
와인 명산지는 와인 식초의 명산지이기도 하며, 유럽에서는 이 식초를 일반적으로 사용되고 있다.

☑ 몰트 식초

보리, 엿기름을 원료로 만든 것이 곡물 식초로, 맥주 명산지가 많은 유럽의 북부 지방에서 만들어져 사용되고 있다. 몰트 식초는 무엇보다도 아미노산이 풍부하고 감칠맛이 나는 식초로 인기가 높다.

☑ 술지게미 식초

쌀 식초와 더불어 우리나라와 일본, 중국 등에서 제조되고 있는 식초로 술을 만들고 남은 찌꺼기를 원료로한 식초이다.

식초
만드는 방법과 주요 성분

1 과실 식초 만드는 법과 보관, 사용법

✓ 재료

① 사과, 배, 귤, 포도, 딸기, 매실 중에서 담그고자 하는 과실, 이스트균(원료 1kg), 입이 넓은 도자기를 준비한다.
② 과실은 한 가지 또는 혼합으로 사용해도 무방하며, 상처 입은 부분은 도려낸다.
③ 농약성분이 없는 과실은 물로 깨끗이 씻어 사용하면 되지만, 농약을 사용한 과실은 시판 중인 양조식초에 10분 정도 담갔다가 꺼내어 사용하면 안전하다.

☑ 만드는 방법

① 과실을 잘게 부순 후 절구통이나 믹서를 이용하여 과즙 상태로 만든다.

② 과즙상태의 것을 준비한 용기에 약 70% 정도 되게 채운다.

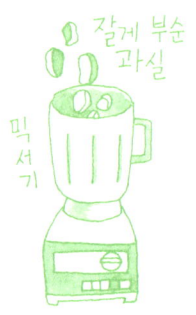

③ 이스트를 넣어 원료 전체에 침투하도록 섞는다. 단, 과즙이 적어 죽 상태가 되지 않으면 끓여 섞인 물이나 자연 새우를 섞는다.

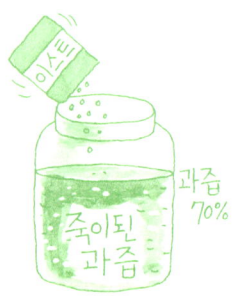

④ 공기 중에 초산균이 침투해야 하므로, 입구를 완전히 막지 말고 한지나 가제를 이중으로 해서 덮고 노끈으로 동여맨다.

⑤ 그 위에 깨끗이 닦은 10원짜리 동전을 올려

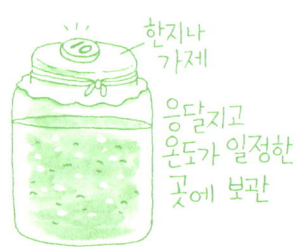

놓는다.

⑥ 직광선이 안 비치고 온도가 일정한 곳에 보관한다.

⑦ 3~4개월쯤 지난 다음 올려놓은 10원짜리 동전이 청록색으로 변하는데, 이 때 식초의 1단계가 완성된 것이다.

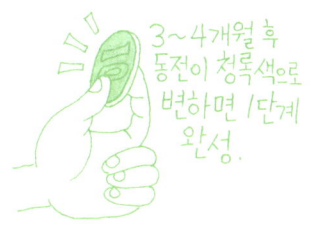

⑧ 그 후 4~6개월 동안 그 자리에 계속 두게 되면 완숙한 식초가 된다.

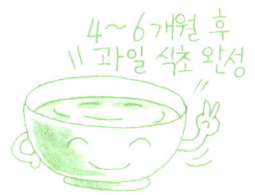

⑩ 완숙된 다음 건더기를 걸러내고 난 다음의 액체가 바로 식초인 것이다.

만들 때 주의할 점

① 가능한 무 농약의 과일을 사용한다.

② 용기는 플라스틱 제품이니 금속제품의 용기를 사용해서는 안 된다. 식초의 강한 성분으로 인해 용기 자체의 유

독성 물질이 부식할 염려가 있기 때문이다.
　③ 입이 큰 유리병으로 할 때는 빛이 투여되지 않도록 종이 상자 안에 넣거나 겉에 종이를 발라 사용해야 한다.
　④ 오염된 공기 속에서는 좋은 식초를 만들 수 없으므로, 공기 소통이 원활하도록 하며, 중간에 용기를 다른 장소로 옮기는 일이 없어야 한다.
　⑤ 표면에 엷은 흰 막이 생기고 술 냄새가 나면 1단계가 완성된 것으로, 잘못되었을 때는 코를 찌르는 듯한 강한 신 냄새가 난다. 또한 두꺼운 막이 생기면 잘못된 것으로 간주 하고 다시 담도록 하는 것이 좋다.

▽ 보관 및 사용법

　① 직사 광선이 통하지 않는 용기에 담아서 보관한다.
　② 먹을 때마다 조금씩 덜어내어 2~3배의 자연수로 희석해서 사용한다.

2 현미식초 만드는 법

⋎ 재료

① 현미 500g, 쌀누룩 250g, 드라이 이스트 2g, 자연생수 2ℓ 를 준비한다.
② 현미는 물로 씻어 불순물을 제거한 후 12시간 이상 24시간 물에 담근다.

⋎ 만드는 법

① 담갔던 현미를 건져서 찜통으로 약 80분 동안 찐다.
② 찐 현미를 절구통에 넣고 찧누다.
③ 쌀누룩을 현미가 찧어있는 절구통에 골고루 침투하도록 한다.

④ 자연생수에 섞어 죽 모양을 만든다.

⑤ 죽 모양으로 된 것에 드라이 이스트를 잘 섞는다.

⑥ 용기에 담은 다음 한지 또는 가제로 덮어 노끈으로 동여맨다.

⑦ 직사광선이 안 비치고 비교적 온도가 일정한 곳에 보관한다.

⑧ 그 위에 깨끗이 닦은 10원짜리 동전을 과실초 만들 때와 마찬가지로 올려놓는다.

⑨ 6개월이 지나면 농전이 청록색으로 변한다. 그러면 1단계가 완성된 것이다.

⑩ 다시 6개월이 지나면 현미식초가 완성된다.

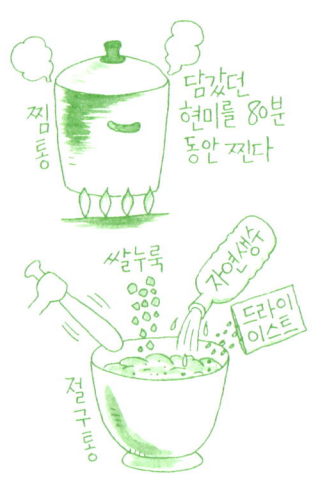

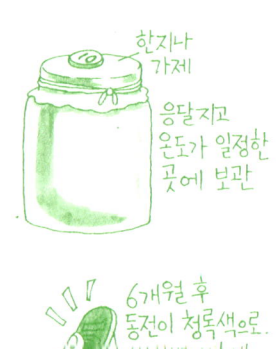

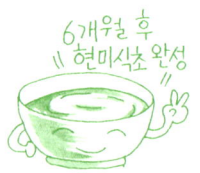

⑪ 완성된 현미 식초를 채에 걸러서 사용하면 된다.

보관 및 사용법

① 직사 광선이 통하지 않은 용기에 담아 보관하고, 물로 희석한 다음 꿀이나 우유에 섞어 조금씩 마신다.

② 요리를 만들 때 가급적 현미식초를 이용하여 만들도록 한다.

3 식초의 주요 성분과 대표적 효능

☑ 주요 성분

① 초산 등의 60종 이상이 들어있는 유기산이다.

식초의 주요 성분은 초산이다. 초산은 탄소를 함유하고 있는 유기산으로 식용산의 일종이다.

식초에는 이 외에도 각종 아미노산, 호박산, 주석산 등 60여 종 이상의 유기산이 들어 있다.

② 미네랄과 비타민의 흡수를 돕는 성분

식초에는 미네랄이나 비타민 등의 영양소가 조금도 들어 있지 않다. 또한 섬유질도 들어있지 않다.

그러나 식초에는 다른 영양소가 풍부하게 들어있는 식품과 함께 먹는 경우가 많음으로 이러한 영양소 부족에 대해서 특별히 염려할 필요가 없다.

여기서 주목할 점은 식초에는 다른 식품을 조리할 때 소량의 영양소가 파괴되는 것을 방지하는 기능이 들어있을 뿐 아니라 체내에서의 흡수율을 높이고 조직 내에서 활성화하는 기능도 가지고 있다는 점이다. 예를 들어서 비타민 C나 칼슘이 단독으로 복용할 때보다 식초와 함께 섭취할 때 흡수열이 높아진다는 것이 지금까지 연구로 통해서 밝혀졌다.

③ 성분이 원료나 제조법에 따라 달라진다.

앞서 식초의 제조법과 종류에서 설명한 바와 같이, 식초에는 원료와 제조법에 따라 여러 가지 종류가 있다. 특히 천연 양조식초의 경우, 제조 당시 원료나 제조법에 따라 성분이 미묘한 차이를 나타낸다.

표준적인 쌀 식초와 그 밖의 곡물 초, 과일 식초의 성분에는 확실한 차이가 있다. 에너지나 여러가지 종목에서 쌀 식초가 좋은 성분을 가지고 있는 것으로 나타났지만, 나트륨과 칼륨의 균형 및 비타민 B_1에 대해서는 과일 식초가 더 우수한 것으로 보인다.

☑ 효능

① 피로의 근원인 유산을 분해한다.

머리를 쓰거나 운동을 하면 체내의 에너지가 소비되고, 유산이 남는다.

체내에서 유산이 촉진되면 뇌를 자극하여 정신이 불안정해지며, 걸핏하면 화를 내고 초조해 한다. 또 조직 내의 단백질과 결합하여 유산단백이 되어 근육 경화를 초래하거나 어깨 결림 등 요통의 원인이 된다.

남은 피브산, 구연산 등의 유기산은 비타민 B_1의 도움으로 아세틸을 거쳐 구연산이 되고, 피로의 근원인 유산을 '구연산 회로'라고 부르는 화학 반응을 통하여 인체에 해롭지 않는 물과 탄산가스로 분해하는 작용을 한다.

식초를 많이 먹으면 뼈가 유연해지는 것으로 알려져 있지만, 실은 근육을 유연하게 한다. 이것은 서커스를 하는 사람들이 식초를 많이 복용하는 원인이 되기도 하였다.

② 동맥경화나 고혈압을 예방한다.

혈액이 탁해지거나 유산의 과잉이 혈관 조직과 결합하여 일어나는 현상이 동맥경화인데, 동맥경화는 혈압의 주요원인이기도 하다.

식초의 성분에는 혈액을 좋은 상태로 유지하고 유산을 분해하여 동맥경화나 고혈압등을 방지하는 기능이 있는데, 이 기능은 주로 아세트 산에 의해 이루어진다.

③ 조직세포를 활성화한다.
식초 성분에는 우리 몸에 유익한 콜레스테롤을 늘리는 기능이 있는 것으로 판명되었다. 또한 신진대사를 활발하게 하여 조직세포를 활성화하는 기능도 포함되어있는 것으로 알려졌다.

④ 다이어트에 효과가 있다.
체내에 남아도는 영양분이나 글리코겐을 지방으로 변화하여 축적된다. 식초의 성분에는 영양소의 체내 소비를 촉진하는 기능이 있어 과잉 당분이나 글리코겐을 연소시킨다. 식초는 지방을 분해하여 다이어트 효과를 증진시킨다.

⑤ 식초에는 위산의 분비를 촉진시키는 작용이 있다.
소화기의 신경을 자극하여 식품의 소화흡수율을 높이고, 장 기능을 좋게 하며, 살균력에 의하여 장내 환경이 개선되므로 변비나 치질 등에도 효과가 있는 것으로 나타났다.

⑥ 부신피질 호르몬을 만들어 낸다.
체내에서 대단히 중요한 기능을 가지며 당뇨병과도 관계가 깊은 부신피질 호르몬을 만들어낸다.

⑦ 이뇨작용을 한다.

⑧ 강력한 살균력으로, 방부제와 항균작용을 한다.
따라서 치명적인 식품 박테리아를 죽인다.

⑨ 음주로 인한 체내 유산화를 처리한다.

⑩ 비타민 C 등 다른 식품의 영양 성분을 효율적으로 섭취할 수 있다.

⑪ 깨끗한 피부를 만들어준다.
식초가 혈류를 좋게하여 피부의 세포 각각에 골고루 영양분이 미치기 때문에 피부의 신진대사가 좋아진다.

4 비타민 C의 효과를 살려 주는 식초

생존의 필수품, 식초식품

마젤란은 대항해 시대에 탐험가로 콜럼버스와 함께 잘 알려진 사람으로, 그는 선박을 이용하여 세계 일주 대탐험을 하였다.

그는 280명의 선원을 이끌고 탐험을 하다가 남미 대륙의 최남단인 마젤란 해협에서 배가 몇 번이나 전복을 당하는 등의 위험을 겪으면서 세계일주라는 위대한 업적을 남겼다. 그런데 그가 탐험을 하면서 가장 무서웠던 것은 원주민의 위협이 아니라 열악한 휴대 식량의 부족으로 인해 발생하는 괴혈병 등의 병마였다.

그리 비참한 현실로 인해 280명이었던 선원이 귀환할 때에는 겨우 35명에 불과 했던 것이다.

그런데 그 당시 러시아인으로 세계 최초로 세계 일주에 도전한 클루젠 슈테른 탐험대는 3년간의 세계일주를 마치고 무사히 귀환하였는데, 그가 3년간이라는 오랜 기간 동안 선원 전원이 무사히 귀국할 수 있었던 것은 카프스타 때문이었다.

  카프스타란 러시아인의 전통적인 식품인 식초에 절인 양배추였던 것이다.

  다른 탐험대들은 오로지 소금에 절인 양배추에 의존하여서 병으로 많은 사람들이 목숨을 잃었으나 그는 카프스타가 들어있는 나무통을 한 통이라도 더 싣고 가기 위해 안간힘을 썼던 것이다. 그 결과 그 카프스타의 덕분으로 병에 걸리지 않고 오랜 여행을 할 수 있었던 것이다.

✔ 비타민 C를 보호하는 식초

  앞에서 언급한 마젤린 탐험대의 많은 목숨을 앗아가게 만든 괴혈병이란 도대체 어떤 병일까?

  괴혈병은 오늘날처럼 영양식을 많이 섭취하는 식생활 속에서는 그다지 문제가 되지도 않아 사람들의 입에서도 오르내리지 않지만, 예전에는 많이 퍼져 있던 병으로 한 마디로 말해서 비타민 C의 결핍에서 오는 병이다.

요사이 상식으로 통하는 비타민 C는 주로 생야채나 과일에서 섭취되는 적은 영양소로, 열애 약하고 불안정하므로 저장법이나 조리법이 제한되어 있는 영양소이다.

그러나 우리 몸에서는 없어서는 안 될 영양소이면서도 생성, 축적이 불가능한 영양소로 매일 섭취하지 않으면 안 되는 중요한 영양소이다.

이 소중하고도 파괴되기 쉬운 비타민 C를 보호하고 그 효능을 충분히 끌어내는 데 가장 적합한 파트너가 바로 식초이 다. 물론 식초에 절인 야채와 마찬가지로 소금에 절인 야채를 비롯한 다른 야채절임도 비타민 C를 보호한다는 측면에서 효력이 있는 가공법이라고 할 수 있다.

그렇다면 소금에 절인 야채와 초에 절인 야채와의 차이는 무엇일까?

양배추는 우리 몸에 귀중한 비타민 C의 보급원이며, 저장하기 좋은 식품이다. 따라서 야채가 부족한 겨울에 소금에 절인 양배추와 양배추 피클은 고마운 식품이다. 양배추에는 고기의 성분을 증강시키는 기능이 있기 때문에 지금도 독일 등 육식을 많이 하는 지방에서는 많이 이용되고 있다.

앞에서 언급한 대 탐험가 마젤란도 소금에 절인 양배추와 고기 등을 배에 싣고 갔음에 분명하다. 그런데 이런 식품들이 열대 기후와 장기간의 여행으로 인해 먹을 수 없을 정도로 몹시 짜졌거나 버리고 말았을 것이다. 게다가 오랫동안 저장하기 위해 사용한 염분은 동맥경화나 고혈압을 일으켜서 생명을 단축시켰을 것이다.

그에 비해 식초에 절인 양배추는 염분과도 같은 해도 없고, 그 우수한 살균력 때문에 저장도 오래할 수 있었으며, 비타민 C등의 영양분을 유지할 뿐만 아니라 식초 자체에도 아미노산 등의 영양분이 있어 저장 식품으로서는 최상의 효과를 발휘할 수 있었던 것이다.

물론 당시에는 합성초가 개발되지 않아 포도주를 원료로 한 천연 양조식초가 사용되었을 것이며, 그 풍부한 구연산 등의 유기산이 선원들의 피로회복과 건강유지에 대단한 공헌을 했을 것이다.

☑ 알파 플러스 효과

식초는 비타민 C등의 야채성분뿐만 아니라 쌀이나 콩 등의 곡류의 성분 외에도 미역이나 다시마 등 해조류 성분에 대해서도 훌륭한 상승효과를 발휘한다.

이러한 상승효과를 잘 이용할 수 있는 식품들과 식초가 잘 어울려지면 영양의 2배 이상의 효과를 얻을 수 있다.

가정에서 만들 수 있는 천연 과실 식초

1 사과 식초

🌱 재료

- 사과 - 2kg
- 드라이 이스트 - 2g
- 레몬 - 1개
- 약 1ℓ 의 사과 식초가 된다.

 사과의 종류는 어느 것이나 상관없으나, 국광은 단맛이 좋고 당분이 많음으로 식초의 재료로 좋고, 부사는 당분과 수분이 많아 역시 식초의 원료로 적합하다.

만드는 방법

① 흠집이 없는 사과를 고르고, 흠집이 있을 때는 그 흠집을 칼로 오려낸다.
② 사과, 레몬을 잘 씻어 물기를 뺀다.
③ 으깨어 사과즙을 만들 때는 사과와 레몬을 껍질채 사용하고 가능한 잘게 썰어 용기 안에 꼼꼼하게 으깬다.
④ 레몬을 5조각으로 썰어 적당한 사이로 믹서에 넣어 사과즙에 충분히 섞이도록 한다.
⑤ 흠집이 있는 사과를 사용했을 때는 과즙을 40~45도C에서 2~3분간 열을 가해 살균한다.
⑥ 과즙은 열을 식힌 뒤에 용기에 옮겨 재료 1kg에 대해서 1g의 드라이 이스트를 가해 잘 섞는다.
⑦ 종이 또는 가재를 덮개를 씌워 직사광선을 피해 보관한다.

성분과 효능

유기산은 0.65%함유되어 있으며, 사과산이 대부분이다. 무기질의 경우 칼륨이 많고, 그밖에 칼슘, 철분도 함유되어 있다.

　사과식초의 효능은 정장작용과 고혈압 예방 등이다.

　통변을 원활하게 하는 작용뿐만 아니라 동맥경화성 질환에 있어서 최대의 위험인자인 콜레스테롤까지도 정상으로 유지하는 작용을 지니고 있다.

　칼륨은 고혈압의 원인으로 알려진 체내 나트륨을 배설하는 효과가 있고, 식염의 과다 섭취나 짠 것을 좋아하는 사람에게는 고혈압 예방이 되기도 한다.

성분	g/100g
당분	13.1
단백질	0.4
무기질	칼륨이 많다
비타민	B_1, B_2
유기산	사과산

2 포도 식초

✅ 재료

- 포도 - 2kg
- 드라이 이스트 - 2g
- 0.7~1ℓ 의 포도 식초가 된다.

포도는 어떤 종류도 좋은데, 값비싼 거봉 등을 사용할 필요가 없다. 야생 포도를 채취해서 이용하면 좋은 포도 식초를 만들 수 있다.

✅ 만드는 방법

① 포도는 한 알 한 알 따내 포도송이의 줄기를 제거한다.
② 가볍게 물로 씻어 먼지를 닦고 물기를 뺀다.

③ 으깨어 씨앗째 과즙을 만든다.
④ 포도 1kg에 대해서 드라이 이스트 1g을 섞으면 담글 액이 된다.
⑤ 담그는 일이 끝나면 종이나 가재로 덮고 직사광선이 닿지 않는 곳에 둔다.
⑥ 3~4개월 놔두면 식초가 된다. 감칠맛 나는 식초를 원하면 4~5개월 더 숙성시킨다.

성분과 효능

포도는 당분이 많아 자연 발효로 알코올 해서 초산이 된다. 단백질은 다른 과실과 비슷한 수준이고 아미노산이 소량 함유되어있다. 유기산은 0.3~1.5% 함유되어있다.

포도 식초는 사과 식초와 마찬가지로 칼륨의 함유량이 높기 때문에 체내 나트륨의 배설에 효과가 있으므로 고혈압으로 시달리고 있는 사람에게 권유할 만 하다.

성분	g/100g
당분	14.4
단백질	0.6
무기질	칼륨이 많다
비타민	B_1, B_2, 니코탄신, C
유기산	사과산, 주석산

3 귤 식초

🌱 재료

- 귤 - 1kg
- 드라이 이스트 - 1g
- 약 1ℓ 의 귤 식초가 된다.

귤 대신에 여름 밀감, 그레이프후루츠 같은 것을 사용해도 귤 식초를 만들 수 있다.
이러한 재료를 혼합한 다음 레몬 1~2개를 가하면 풍미가 좋은 귤 식초를 만들 수 있다.

🌱 만드는 방법

① 시판되고 있는 귤은 신선도를 유지하기 위해 보호제

로써 파라핀 등을 발라 엷은 막에 덮여있으므로 야채용 세제를 사용하여 깨끗이 씻는다.
② 물기를 뺀 다음 적당한 크기로 썰어 으깨거나 믹서에 간다.
③ 귤의 과피도 여러 가지 유효성분이 있으므로 강판에 갈아 과즙에 섞는다.
④ 귤 1kg에 대해서 1g 드라이 이스트를 섞어 담글액을 만든다.
⑤ 담근 용기에 종이나 가제를 덮은 다음 직사광선이 닿지 않은 곳에 보관한다.
⑥ 담근 뒤에 숙성기간은 사과식초와 같다.

성분과 효능

귤은 사과나 포도에 비해서 비타민 C가 많고 여름 밀감의 경우 비타민 C를 파괴하는 효소 즉 아스코르비나제가 적기 때문에 식초 제조 중에도 분해되지 않은 채 비타민 B 종류와 함께 식초에 함유되어있다.

귤껍질을 말린 진피는 여러 가지 질병에 사용되는데 귤식초는 구연산이 풍부하게 함유하고 있어 피로회복, 비만방지에 효과적이다.

식초로 이용하면 당분은 초산이라는 유기산으로 바뀌므로 축적되지 않고 비만의 원인도 되지 않는다. 오히려 TCA 회로라고 하는 에너지 생성회로가 유기산에 의하여 원활하게 회전되므로 반대로 비만을 예방할 수 있다.

성분	귤(g/100g)	여름 밀감(g/100g)
당분	0.9	8.8
단백질	0~8	0~8
비타민	비타민 C가 많다	비타민 C가 많다
무기질	칼슘, 칼륨이 많다	칼슘, 칼륨이 많다
유기산	구연산이 대부분 0.5~1%	구연산이 대부분 3%

4 딸기 식초

🌱 재료

- 딸기(야생딸기도 이용이 가능함) - 2㎏
- 드라이 이스트 - 2g
- 0.7~0.8ℓ 딸기 식초를 만들 수 있다.

딸기는 알이 크건 적건 당분은 거의 같기 때문에 어느 것을 사용해도 상관이 없는데, 가능한 신선한 것을 사용하도록 한다.

🌱 만드는 방법

① 딸기는 서로 붙어 있는 부분이나 용기에 닿는 부분에

서는 썩기 쉬우므로 주의하여 썩은 부분은 도려내어야 한다.

② 물에 씻어 꼭지를 떼어내고 과즙 모양이 될 때까지 으깬다.

③ 과즙을 60도C에서 2~3분간 가열하여 살균한다.

④ 과액은 수돗물에 용기에 담아서 식히고 실온까지 온도를 낮춘 후에 드라이 이스트를 섞어서 담그는 액으로 한다.

⑤ 용기를 종이나 가제로 덮고 직사광선이 닿지 않은 곳에 둔다.

⑥ 약 3개월 정도 지나면 식초가 완성되는데 2개월 정도 더 숙성시킨다.

성분과 효능

성분	g/100g
당분	7.5
단백질	0.9
비타민	C가 많다. B_1, B_2 포함
유기산	1~2%

유기산은 주로 구연산, 사과산이고, 비타민 C 함유량도 귤을 웃돌 정도로 풍부하며, 피로회복, 강장제에

효과가 있다. 듬뿍 들어있는 칼륨은 체내에 남아있는 나트륨을 배설해 고혈압을 예방한다.

  그 밖에 통풍, 거담, 천식, 해열, 이뇨, 보혈에 효과가 뛰어난 것으로 알려져 있다.

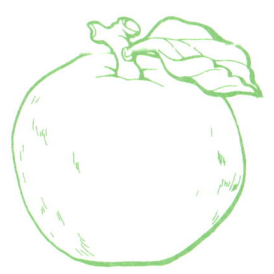

5 감식초

☑ 재료

- 감 - 2kg
- 드라이 이스트 - 2g
- 1ℓ 의 감식초가 된다.

감은 단감, 떫은 감 등 어느 것이나 사용할 수 있다. 시판되고 있는 감을 사용할 때에는 드라이 이스트를 사용해야 한다.

☑ 만드는 방법

① 물에 가볍게 씻은 다음 꼭지를 떼고 흠집이 있으면 그 부분도 으깨기 좋도록 4~5조각으로 썬다.

② 용기 안에서 꼼꼼하게 으깬 다음 드라이 이스트를 섞는다.
③ 종이나 가제를 덮고 직사광선이 닿지 않은 곳에 보관한다.
④ 약 2~3개월이 지나면 식초가 되나 3~4개월 더 숙성시킨다.

☑ 성분과 효능

비타민 함유량은 카로틴이 많고, 비타민 C는 단감의 경우 70mg/100g으로 떫은 감의 3배 이상이다. 유기산은 대부분이 사과산이고, 그밖에 구연산, 주석산, 호박산 등을 함유하고 있다.

감식초의 효능은 여러 가지인데, 삔 곳, 타박상 등에 마시거나, 동상, 화상, 벌에 물린데 바르면 효과적이다.

김의 넓은맛에 함유되어있는 로이

성분	g/100g
단백질	0.3
당분	11.2
비타민	카로틴 다량 함유
	B_1, B_2
무기질	**칼륨**이 많다
유기산	사과산

코데르징코시드에는 혈압을 낮추는 작용이 있다. 감식초에 풍부하게 함유되어있는 칼륨과 함께 고혈압에 좋다. 특히 중풍에 두드러진 효과를 나타내는 것으로 나타나있다.

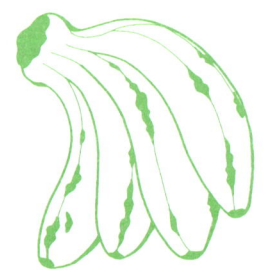

6 살구 식초

♡ 재료

- 살구 - 2kg
- 드라이 이스트 - 2g
- 0.7~0.8ℓ 의 살구식초를 만들 수 있다.

♡ 만드는 방법

① 살구는 과육이 말랑말랑할 정도로 잘 익은 것을 고른다.
② 잘 씻은 뒤 철저하게 으깬 다음 씨앗은 제거한다.
③ 끄집어낸 씨앗의 3분의 1은 껍질을 깨어서 살구 씨의 속을 꺼내어 잘 으깬다.
④ 살구 씨의 속을 가한 과즙에 드라이 이스트를 섞는

다.
⑤ 용기를 종이나 가제로 덮은 다음 직사광선이 닿지 않는 곳에 보관한다.
⑥ 약 3개월 지나면 식초가 되지만, 4개월 정도 더 숙성시킨다.

성분과 효능

살구는 몽고지방이 원산지로 일찍부터 과수로 널리 알려져 왔다. 씨앗은 행인이라고 해 한방약으로도 사용되었다.
산은 1~2% 정도이고, 구연산이 대부분이다.
카로틴(프로비타민 A)을 과실 가운데 가장 많이 함유하고 있으며, 비타민 B_1, B_2, 니코탄신도 많다.

구연산, 비타민 B_1에 의해서 피로회복, 장강에 효과가 있고, 니코탄신은 지방대사를 원활하게 하므로 비만 방지에 좋다.

성분	g/100g
당분	7.1
단백질	1.0
비타민	카로틴 많음
	B_1, B_2, 니코틴산
무기질	칼륨, 철이 많음
유기산	구연산

과육에는 호흡을 누그러뜨리고 갈증을 덜어주는 성분이 함유되어있으며, 행인은 기침을 멎게 하고 담을 제거하는 효력이 있다.

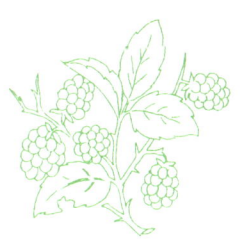

7 매실 식초

재료

- 매실 – 2kg
- 드라이 이스트 – 2g
- 0.7~0.8ℓ 의 매실식초가 된다.

매실은 큰 낱알로 잘 익어서 말랑말랑 한 것을 고른다. 시판되고 있는 단단한 열매는 수일동안 실내에 두고 말랑말랑할 때 사용한다.

만드는 방법

① 매실을 물로 잘 씻고 절구 등으로 잘 으깬다.
② 씨앗을 끄집어내어 살구식초의 행인과 마찬가지로 사

용한 매실의 씨앗의 3분의 1의 매실을 으깨어 과즙에 가한다.

③ 드라이 이스트를 섞어서 담그는 용기로 옮긴 다음 종이나 가제로 덮고 직사광선이 닿지 않는 곳에 보관한다.

④ 살구식초와 마찬가지로 약 3개월 후면 식초가 된다. 그러나 4개월 더 숙성시켜 사용하면 좋다.

성분과 효능

매실은 매육 엑기스, 소금 절임에서 나온 즙, 매실주, 매실장아찌 식용으로 사용되고 있다.

산은 구연산이 3.2~3.4%, 사과산이 1.8~1.5%로 신맛의 근원은 이 풍부한 유기산에 있다. 이것이 매실 특유의 향기와 함께 산뜻한 맛을 내어 식욕을 돋구어준다.

또 매실식초는 다른 식초 이상으로 살균력이 강해 위장염, 지사제, 구충제

성분	g/100g
당분	7.6
단백질	0.7
비타민	카로틴, B_1, B_2가 많다.
무기질	칼륨이 많다
유기산	구연산이 많다 사솨산

로도 효과가 있다.

 또 비타민 B_1의 함유량이 많아서 피로회복, 강장에 사용된다. 무기질인 칼륨은 240㎎/100g으로 다른 과실과 똑 같이 많이 함유되어 혈압을 진정시키는 효능이 있다.

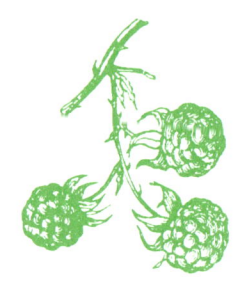

8 석류 식초

☑ 재료

- 석류 겉 - 2kg
- 드라이 이스트 - 2g
- 0.6~0.7 ℓ 의 석류식초가 만들어진다.

석류는 시판되고 있는 것을 사용해도 무방하지만, 정원수 열매에서 딴 열매를 사용하는 경우에는 가을에 잎이 떨어질 때까지 무르익은 다음에 채취한다.

☑ 만드는 방법

① 석류의 껍질을 벗기고 과즙을 포함한 작은 씨앗을 뽑는다.

② 중간 정도 크기의 석류 2개분의 겉껍질을 잘게 썰어 넣는다.
③ 과즙과 겉껍질 빻은 것을 합쳐서 드라이 이스트와 섞는다.
④ 이것을 용기에 넣어 종이나 가제로 덮은 다음 직사광선이 닿지 않은 곳에 보관한다.
⑤ 3~4개월이면 식초가 되는데, 3개월 정도 더 두어서 숙성시키면 좋다.

성분과 효능

석류는 포도나 감과 비슷한 당분이 함유되어있으므로 식초 재료로 적합하다.
산은 사과산과 구연산이 함유되어있어 피로회복에 효과가 있다.
무기질인 칼륨은 과실 가운데서 함유량이 최고이므로 체내 나트륨의 배설을 촉진하여 혈압을 안정시켜준다.

성분	g/100g
당분	16.8
단백질	0.8
비타민	B_1, B_2
무기질	칼륨이 많다.
유기산	사과산, 구연산

그밖에 신경통, 류머티즘, 지해, 편도선염, 해열, 지혈 등에 효과가 있다. 입안의 냄새를 방지하는데도 좋다.

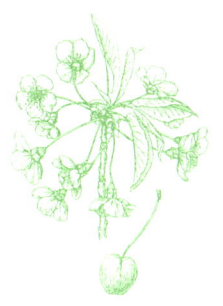

9 무화과 식초

재료

- 무화과 - 1kg
- 드라이 이스트 - 1g
- 물 - 18cc(1컵)
- 0.5~0.6 ℓ 의 무화과 식초가 만들어진다.

무화과는 그 해 익은 것을 추과라고 하며, 그 해 9~10월에 채취하는데, 식초 재료로서는 이 추과가 적합하다.

만드는 방법

① 무화과를 가볍게 물에 씻어 잘 으깬다.
② 무화과 1kg에 대해서 끓여서 식힌 물을 1컵 가하고 죽 모양의 무화과 과즙을 만든다.

③ 드라이 이스트를 가하고 잘 섞어 용기에 담는다.
④ 종이나 가제를 덮고 직사광선이 닿지 않는 곳에 둔다.
⑤ 약 3개월이면 무화과 식초가 만들어지는데, 2개월 정도 더 숙성시키면 좋은 식초가 만들어진다.

ᄝ 성분과 효능

무화과에는 산은 0.3%로 적은데 구연산이 대부분이다.

무기질에서 칼슘은 과실 가운데는 많이 함유되어있는데 유자, 레몬 보다는 낮고 귤, 딸기 보다는 높다.

칼슘은 우리 식품 사정을 볼 때 부족하기 때문에 젊은 여성이나 임산부, 어린이 경우 섭취할 필요가 있는 영양소이다.

무화과에는 피신, 리파제, 아밀라제 등의 단백질을 분해하는 효소가 있으므로 소화를 돕고 위의 트릿함을 해소하고 자양강장에 효과가 있다.

성분	g/100g
당분	10.4
단백질	0.6
비타민	B_1, B_2
무기질	칼륨 칼슘이 있다.
유기산	구연산

10 오디(뽕나무 열매) 식초

재료

- 오디 - 1kg
- 드라이 이스트 - 1g
- 끓여서 식힌 물 - 150cc(3분의 2컵)
- 0.6~0.7ℓ 의 오디식초가 만들어진다.

오디는 알이 적고 윤기가 있는 것과, 알이 크고 익으면 암자색으로 변하지만 윤기가 없는 두 종류가 있다. 단맛은 알이 적은 열매가 강한데 식초 재료로 사용한다.

☑ 만드는 방법

① 오디는 물로 씻은 뒤 으깨어서 과즙으로 만든다. 밭에서 딴 것은 농약이 묻어있는 경우가 많음으로 야채용 세제로 잘 씻는다.
② 으깬 과즙에 물을 가해 걸쭉한 죽 모양으로 만든다.
③ 드라이 이스트를 혼합해서 용기에 담는다. 야생 오디를 사용했을 경우에는 효소가 함유되어 있으므로 드라이 이스트를 가할 필요가 없다.
④ 종이나 가제를 덮고 직사광선이 닿지 않은 곳에 보관한다.
⑤ 약 3개월이면 오디 식초가 되지만 2개월 더 숙성시켜서 사용한다.

☑ 성분과 효능

예로부터 야생 뽕잎은 약으로 사용되어왔다.
식용으로 사용되는 일이 적기 때문에 성분 분석이 아직 이루어지지 않았다.
무기질인 칼슘, 칼륨을 많이 함유하고 있으며, 산은 1~2%이고, 구연산·사과산이 대부분이다.

오디에는 지혈, 빈혈, 당뇨병 등에 효과가 있는 성분이 들어 있으며, 풍부한 무기질은 고혈압을 낮추는 작용을 한다는 것이 알려져 있다. 비타민 C도 많기 때문에 피로회복 강장에도 효과가 있다.

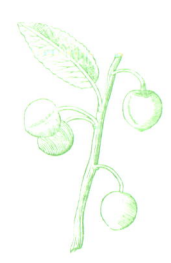

가정에서 만들 수 있는 천연 곡물식초

1 보리 식초

☑ 재료

- 보리(또는 율무) - 500g
- 드라이 이스트 - 2g
- 1.6〜 1.7ℓ 의 보리식초가 만들어진다.
- 쌀, 누룩 - 250g
- 끓여서 식힌 물 - 2ℓ

보리는 압맥 등으로 가해서 겨 부분이 제거되어도 비타민 B_1, B_2 등은 배유에도 함유되어있기 때문에 가공보리라도 재료로 사용할 수 있다.

☑ 만드는 방법

① 보리를 가볍게 물로 씻은 뒤에 반나절이나 하루 정도

물에 담근다.

압맥의 경우는 물에 담그는 시간을 짧게 한다.

② 찜통에 넣어 80분간 찐다.
③ 쪄낸 보리는 누룩이 작용해 당화되기 쉽도록 가볍게 찧어서 표면에 흠집을 낸다.
④ 잘 식힌 보리에 누룩을 가해 잘 섞는다.
⑤ 누룩을 가한 보리에 물을 넣어 죽 모양이 된 상태에 드라이 이스트를 넣고 잘 혼합한다.
⑥ 담근 용기는 종이나 가제로 덮고 직사광선이 닿지 않는 곳에 보관한다.
⑦ 6개월 지나면 보리식초가 되지만, 4~6개월 정도 더 숙성시킨다.

성분과 효능

단백질은 현미 보다 많고, 아미노산은 현미와 비슷하게 함유되어있는데, 아미노산 조성은 현미에 비해 나쁘다. 비타민 B_2, 니코틴산, 무기질인 칼슘, 인, 칼륨의 함유량은 현미보다 높다.

효능과 성분을 비교하면 현미식초와 비슷하므로 현미식초와 같은 것으로 생각하면 되는데, 칼륨은 현미 보다 약

2배로 나트륨 배성을 촉진하고 혈압을 안정시키는 효과도 강하다. 더욱이 칼슘, 인의 함유량이 높기 때문에 골격이나 치아가 약한 사람에게는 중요한 영양원이 된다.

율무는 자양장강, 이뇨, 류머티즘, 신경통, 당뇨, 신장 장애 등애 효과가 있고, 해열, 지혈에도 사용한다.

성분	g/100g
당분	66.9
단백질	10.0
비타민	B_1, B_2, 니코틴산
무기질	칼륨, 인, 칼슘

2 옥수수 식초

☑ 재료

- 옥수수 – 1kg
- 드라이 이스트 – 2g
- 쌀, 누룩 – 200g
- 끓여서 식힌 물 – 1ℓ
- 0.7~0.9ℓ 의 옥수수식초가 만들어진다.

시판되는 곡물식초의 경우, 쌀, 보리 등과 섞여서 사용되고 있는데, 옥수수 전분은 질이 좋은 당분이 되므로 옥수수만을 재료로 사용해도 질 좋은 식초를 만들 수 있다.

식초용 옥수수는 잘 익고 단단한 것이 당질, 단백질 등의 영양가도 높기 때문에 적합하다.

🌱 만드는 방법

① 옥수수는 겉껍질을 벗긴 뒤 찜통에서 30~40분간 찐다.
② 찐 뒤 알맹이만을 모아서 다시 잘 찐다.
③ 잘 식힌 뒤 누룩을 넣어서 잘 섞는다.
④ 누룩이 들어있는 잘 식힌 옥수수에 물을 넣어 죽 모양으로 되어있으면 드라이 이스트를 넣어 섞는다.
⑤ 담은 용기를 종이나 가제로 덮은 다음 직사광선이 닿지 않은 곳에 보관한다.
⑥ 6개월이 지나면 식초가 되지만 4개월 정도 더 숙성시킨다.

🌱 성분과 효능

당질은 현미보다 오히려 과실에 가까운 함유량이고 단백질은 현미보다 적지만 메디오닌, 시스테인과 같은 함황 아미

성분	g/100g
당분	18.7
단백질	3.3
비타민	B_1, B_2, 니코탄신
무기질	칼륨이 많다

노산이 많다. 레시틴이 1.5% 함유되어있으며 체세포를 구성하는 중요 물질인 인자질의 보급원이 된다. 무기질의 경우 칼륨이 많은 반면에 칼슘은 적다.

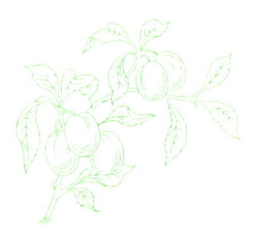

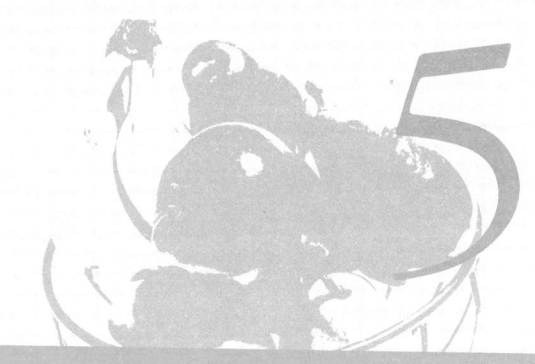

생활 속에서
식초 활용법

1 주방에서 활용하기

☑ 데치거나 삶을 때

① 다시마를 데칠 때 식초를 넣으면 부드럽게 데쳐진다.
② 양배추를 삶을 때 물에 식초 몇 방울을 넣으면 양배추 특유의 고약한 냄새가 배는 것을 막을 수 있다.
③ 달걀을 삶을 때 식초를 넣으면 달걀 표면의 틈새로 흰자가 나오는 것을 막을 수 있으며, 삶은 후의 계란의 껍질이 잘 벗겨진다.

☑ 생선 요리 때

① 생선 껍질을 벗길 때 식초를 뿌려서 잠시 두었다가 벗기면 잘 벗겨진다.

② 담수어는 식초를 약간 떨어뜨린 물에 넣으면 금방 흙을 토해낸다. 또한 비린내도 없어져서 맛있게 먹을 수 있다.

③ 전갱이, 정어리, 고등어 등의 생선을 우려낸 국물에 식초를 몇 방울 넣으면 비린내가 나지 않게 된다.

④ 생선을 바로 사용하지 않을 때는 내장을 빼낸 뒤 묽은 식초에 씻은 다음 소금을 뿌려서 냉장고에 넣어두면 오래 보존할 수가 있다.

⑤ 생선을 구울 때 석쇠를 충분히 가열한 다음 식초에 적신 행주로 석쇠를 살짝 닦고 나서 생선을 올려놓으면 생선의모양이 그대로 깨끗이 구울 수가 있다.

⑥ 생선의 뼈까지 부드럽게 먹을 수 있게 하려면 양념에 식초를 넣는다.

▼ 음식의 맛을 낼 때

① 중국 요리나 카레라이스에 몇 방울의 식초를 넣으면 느끼하지 않고 달콤한 맛을 낼 수 있다.

② 불고기 양념에 약간의 식초를 넣으면 맛있는 불고기 요리가 된다.

③ 면류의 국물을 만들 때 식초를 넣으면 식욕을 더욱

느끼게 한다.

 ④ 튀김옷에 식초 몇 방울을 넣으면 튀김이 빨리 떠오른다.

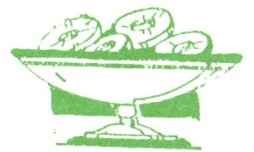

2 세정, 항균제로 활용하기

✅ 목욕, 세수, 세발 때

① 목욕할 때 식초 반 컵 정도를 탕 속에 넣으면 물을 깨끗하게 해주고, 약산성의 물이 혈액의 순환을 촉진하므로 피로회복에 좋으며, 피부도 매끈해진다.

② 세수하는 물에 20cc정도의 식초를 섞어서 세수하면, 얼굴이 매끈해지고, 기분이 상쾌해진다.

③ 양파 등을 만진 후에 식초를 넣은 따뜻한 물로 씻으면 냄새가 없어진다.

④ 머리를 감은 후 마지막 행구는 물에 식초 몇 방울을

넣어 행구면, 머리칼이 좋아지고 윤기가 흐르며 비듬 방지의 효과도 볼 수 있다.

　⑤ 한 컵 물에 식초 큰 술 두개를 넣고 양치질을 하면 감기 예방에도 좋고 목이 아플 때도 효과가 있다.

　🌱 청소, 세탁 등

　① 식초 물로 설거지를 하면 유리그릇에 윤기가 난다.

　② 빨래를 행굴 때 유연제 대신에 식초를 넣으면 세탁물이 부드러워진다.

　③ 식초 물을 스프레이로 분무하여 옷에 뿌려두면 합성섬유의 정전기도 방지 되고, 먼지도 잘 묻지 않는다.

　④ 스타킹을 빨 때 마지막 행구는 물에 식초 큰 술 하나 정도를 넣어 행구면 올이 나가는 것을 어느 정도 방지할 수 있다.

　⑤ 냉장고 안을 청소할 때 식초 물을 사용하면, 살균, 방

부, 곰팡이 방지 효과를 볼 수 있다.

✅ 관엽 식물을 가꿀 때

① 묽은 식초 물을 분무기에 넣어 관엽식물 등의 잎사귀에 살포하면 방충, 방균 효과를 얻을 수 있으며, 잎사귀도 더욱 싱싱해진다.

② 꽃꽂이에도 식초 물을 약간 넣으면 물 흡수가 좋아지고 꽃이 오래간다.

③ 식초를 이용해 목욕하고 남은 물을 식목에 주는 데 사용한다.

✅ 외상, 찜질, 방충 등

① 끓인 식초로 밀가루를 반죽하여 식힌 다음 저린 환부에 대고 찜질을 한다. 마르면 새로운 반죽으로 바꾸어 붙인다. 열이 내리고 통증이 없어질 것이다.

② 어깨가 결리거나 요통이 있을 때는 따뜻한 물에 식초

와 소금을 약간 푼 다음 타월로 적셔 찜질을 한다.

③ 손이나 발뒤꿈치가 텃을 때는 매일 식초 물에 환부를 담근다.

④ 무좀이 있을 때는 식초를 목욕물 정도로 따뜻하게 하여 환부를 10~15분 정도 담근다.

⑤ 벌레에 물렸을 때 환부에 식초를 바르면 붓기도 내리고 통증도 가신다.

⑥ 비듬이 심할 때에는 두피에 식초를 바르면 좋다.

⑦ 치조 농루에도 식초를 묻힌 탈지면으로 윗몸을 마사지 해준다.

3 피부와 두발을 건강하게 하는 식초

❥ 비밀 미용법

　미모로 세계역사를 바꾸어 놓은 클레오파트라의 비밀 미용법은 바로 식초를 이용한 미용법이라고 한다. 로마 황제 안토니우스 앞에서 진주를 식초로 녹여서 마셨다는 일화는 너무 유명하지만, 그녀는 커다란 천연진주를 매일 식초에 녹여 마셨다고 한다.
　우리나라 여성들의 화장기 없는 얼굴은 세계에서 제일이라고 할 수 있을 정도로 아름다웠다. 그러나 생활고로 인한 스트레스와 공해 소음 등으로 기미, 잔주름, 주근깨, 거친 피부, 알레르기 성 피부 등으로 고민하는 여성들이 많다. 그 원인으로는 앞에서 지적한 것 외에 식생활의 변화 등을 들 수 있다.

아름다운 피부를 되찾기 위해서는 식생활의 개선, 올바른 화장품의 사용이 불가피하지만, 무엇보다도 미용에 효과가 좋은 식초를 활용하면 좋을 것이다.

식초는 미용에 있어서 최대의 적이라고 할 수 있는 피로의 축적, 내장질환, 혈액순환 장애 등에 효과를 주고, 피부에 필요한 영양분의 소화, 흡수를 원활하게 해주며, 신진대사를 활발하게 하여 과잉 염분이나 지방, 노폐물을 배출시킨다.

❦ 피부의 노화, 주름 방지의 효과

식초는 피부의 노화 원인인 혈액순환 장애물을 제거해주며, 신진대사를 촉진하므로 주름 예방에도 도움을 준다. 식초에는 노화 방지 효과가 있는 비타민 E와 마찬가지로 노화원인을 제거하는 역할을 한다.

❦ 과산화 지질의 감소

기미는 그 주된 원인인 자외선 등으로 인해 피부에 과산화 지질이 증가하고 그로 인해 멜라닌 색소가 이상적으로 만들어지기 때문이라고 한다. 이 과산화 지질이 생기는 것을 방지하는 기능이 식초에 있다는 것은 이미 실험을 통하여 증명된 바 있다.

✅ 여드름 주근깨, 거친 피부에 효과

① 식초는 건강에도 좋지만 미용에도 도움이 된다. 또 몸 전체의 건강을 유지하지 않고는 아름다운 피부도 기대할 수 없다. 따라서 식초 요리, 초절임 식품 사용, 마시는 식초 등으로 식초를 충분히 마시도록 하자.

② 2~3배의 정도의 양인 물에 식초를 희석해서 피부에 바른다. 피부에 이상이 생기거나 트러블이 있는 부분에는 듬뿍 바르도록 한다.

③ 우유엔 약 10% 정도의 식초와 꿀을 첨가하여 잘 저은 다음에 그것을 로션 대신에 사용한다.

④ 생크림 10% 정도의 식초를 넣어 화장 크림과 미찬가지로 사용한다.

⑤ 세안, 또는 클린싱, 마사지에도 소량의 식초를 사용하면 효과가 있다.

4 살균에 이용되는 식초

🌱 식초의 살균력

　식초의 살균력은 매우 강력하다. 종종 식중독의 원인이 되고 있는 포도상 구균이나 살모넬라균, 대장균 등도 식초에 담그기만 하면 순식간에 없어져 죽어버린다.
　그러한 이유로 우리나라 요리에는 이 식초의 살균력을 이용한 조림법이 예전부터 전해져왔다. 냉장고 같은 것도 없고 위생시설이 전혀 없는 환경에서 살았던 옛날 우리 조상들은 식생활에서 식품의 신선도를 유지하고 방부 및 살균 효과까지 있는 식초를 대단히 귀중하게 사용하였던 것이다.

⍙ 유해균에 대한 살균력

또 티라스균, 적리균, 역리균 등의 무서운 병원균에 대해서도 식초의 살균력은 매우 컸다. 식초와 마찬가지로 식품을 저장하는 데 많이 사용하고 있는 소금이나 간장 보다 식초의 살균력이 우수하다. 뿐만 아니라 무좀 등 피부질환의 원인이 되는 백선균에 대해서도 식초의 살균 효과는 큰 것으로 알려져 있다.

식초는 거의가 식용으로 사용되는 것이므로 식품의 경우, 살균력뿐만 아니라 구강이나 소화기간 내의 유해균을 없애는데도 효력이 매우 컸다

구강 내의 잡균에 대해서는 잇몸에 붙어있는 음식물 찌꺼기를 우리 몸에 해로운 산으로 바꾸는 부패균을 없애는 역할을 하며 치조 농루 방지에도 효과가 컸다.

그리고 식초는 장내에서는 대장균을 비롯하여 우리 몸에 해로운 세균을 죽이고, 음식물의 소화, 흡수를 도와주며, 변비 등의 예방에도 도움을 준다.

최근에는 식초의 살균력이 과학적으로 증명되면서, 식품에 첨가하는 방법 이외에도 식품의 살균력을 이용한 것으로 식초 목욕, 식초에 발을 담그는 것, 식초 찜질 등이 행해지고 있다.

5 민간치료제로서의 식초

☑ 입안이 헐거나 부스럼이 생겼을 때

① 황백을 잘게 썬 것 37.5g를 쌀 식초에 24시간 정도 담근다.
② 우러난 식초를 약솜으로 찍어 문지르고 입에 물고 있다.
③ 이런 방법으로 매일 3~5회 정도 해주면 치료된다.

☑ 몸에 부스럼이 생겼을 때

① 대황(大黃)을 가루로 만든다.
② 이것을 쌀 식초로 개어 풀치럼 걸쭉하게 만든다.
③ 이것을 매일 세 차례 두껍게 발라주면 낫는다.

☑ 체했거나 속이 답답할 때

① 대황 12g, 쌀 식초 1/2컵, 술 큰 수푼 2, 물 3 대접을 함께 넣고 달인 후 3등분한다.
② 이것을 매일 식사 후 따끈하게 데워서 1/3씩 복용한다.
③ 만약 설사 증상이 나타나면 하루 쉬었다가 다시 복용한다.
④ 체한 것이 심하게 나타났을 경우에는 달인 것을 한꺼번에 복용한다.
⑤ 이때 설사증상이 나타나면서 바로 낫는다.

☑ 황달이 있을 때

① 마황(麻黃) 12g, 쌀 식초 한 컵을 함께 달인다.
② 반 컵 정도 되게 달인 후 매일 2~3회씩 식사 후에 따끈하게 데워서 마신다.

☑ 전염병이나 독감을 예방할 때

① 나물이나 소채를 무칠 때 식초를 첨가하면 전염병을

예방할 수 있다.

② 방 안에 식초와 물을 2:1의 비율로 타서 그릇에 담아 달이면 실내 공기가 신 냄새를 피운다.

③ 이것이 살균, 소독을 해준다. 이것은 산성에 청혈 효과까지 있기 때문이다. 아울러 독감에도 효과가 있다.

독벌에 쏘여 상처가 났을 때

① 웅황을 식초에 개어 발라두면 낫는다.
② 그릇에 식초를 큰 숟가락으로 2회 정도 되게 붓는다.
③ 손으로 웅황 덩어리를 갈면서 섞는다.
④ 이것을 하루에 2~3회 정도 바르고 식초를 희석해서 2~5잔 마시면 낫는다.

끓는 물에 데었을 때

① 식초와 흙을 섞어 진흙 상태를 만들어 상처에 바른다.
② 마르면 바꿔주는 식으로 하면 된다. 이렇게 함으로써 아픔을 멎게 하고 부은 것을 가라앉힌다.

☑ 토사병

① 식초 반에 물 반, 소금 한 스푼 정도를 섞어 따끈하게 데운다.
② 물과 함께 이것을 복용한다.
③ 어패류나 육류의 식중독에도 효과가 있다.

☑ 국부 신경통과 마비

① 식초를 끓여 뜨거울 때 약솜에 찍어 바르고 식으면 갈아준다.
② 식초와 유황을 풀처럼 만들어 환부에 바르고, 마르면 갈아준다.

☑ 겨드랑이 암내

① 식초와 생석회를 잘 섞어서 풀처럼 만든다.
② 이것을 겨드랑이에 바르고 약솜으로 잘 싸서 떨어지지 않게 한다.
③ 아침저녁으로 바꿔주며 2~3일간 계속한다. 자주 하면 냄새가 완전히 없어진다.

❧ 풍치나 충치

① 식초 한 되와 지골피 150g을 반 정도 될 때까지 달인다.
② 하루에 약 5분간씩 10여 회 걸쳐 1~2일간 양치질을 해주면 낫는다.

❧ 계란 먹고 체했을 때

① 쌀 식초 1~2스푼을 매일 2~3회 정도 마신다.
② 물로 희석해서 마시면 입안이나 목구멍이 상하지 않는다.

❧ 벌레가 귀에 들어갔을 때

① 초를 약간 귀수멍에 넣으면 벌레가 곧 나온다.

❧ 동상(凍傷)

① 연한 초물로 환부를 씻는다.
② 연뿌리를 찧어 고약처럼 만든다.

③ 이것을 하루 두 번씩 지속적으로 발라주면 낫는다.

☒ 위통 및 소화불량

① 백 편두를 껍질 채 식초에 하룻밤 담근다.
② 담갔던 것을 꺼내어 말려서 노랗게 볶는다.
③ 이것을 매일 세 번 식후에 따뜻한 물로 1/2이나 1스푼 정도 복용한다.

6

각종 질병의
식초치료법

1 성인병

(1) 성인병의 원인

성인병으로는 동맥경화, 고혈압, 심장병, 당뇨병, 간장병 등이 있다.

성인병을 예방하는데 있어서 가장 중요한 것은 산소와 필요성분의 체내 활동을 결정하는 혈액과 혈관의 정상화이다.

성인병 중에서도 가장 무서운 질병인 동맥경화는 혈관의 이상으로 생기는 병이다. 이 동맥경화는 독립되어 발생하는 질병이 아니다. 그래서 더욱 무서운 것이다. 동맥경화는 주로 콜레스테롤, 중성 지방 따위의 지방성 물질이 쌓여 혈관의 통로가 좁아지고 탄력성을 잃게 되는 질병으로서, 고혈압, 당뇨 등에 원인이 되기도 한다.

혈관이 튼튼하다고 할지라도 그 속에 흐르는 혈액의 흐름 상태가 좋지 않을 때는 건강을 기대할 수 없다. 혼탁한 피는 결국 혈관의 경화와 질병에 대한 저항력을 약화시키는 원인이 되기도 한다.

성인은 혈액이 약 알칼리성인 pH7.4를 유지하는 것이 가장 좋으며, 또한 체온은 36.5℃를 유지하는 것이 가장 바람직하다고 할 수 있다. 이것은 인체 활동에 대한 필요한 수많은 체내의 요소들이 가장 활동하기 좋은 체내 환경이기 때문이다. 그리고 효소는 pH나 체온의 변화에 대단히 민감하게 반응하여 발열이나 체력의 산성화에 의하여 최초로 영향을 받는 것은 효소의 작용이다.

지나치게 지방질을 많이 섭취하는 식생활은 피를 탁하게 만들고 체질을 산성화시켜서 갑자기 성인병이 발생하게 되는 것이다.

구체적으로 혈액 및 체내의 산성도를 높이는 것으로는 에너지 물질의 찌꺼기인 유산, 술 마신 뒤의 숙취의 원인이 되는 알코올이 변화한 아세트 알데히드, 당뇨병 증상시에 지방이 분산되면서 생기는 아세톤 등이 성인병의 원인이 되는 요소라고 생각할 수 있다.

(2) 당뇨병

당뇨병의 기본 상식

당뇨병이란, 호르몬의 일종인 인슐린이 부족하여 혈액중의 영양분인 포도당분이 높아져서 소변과 함께 배설되어 버리는 병을 말한다. 그러므로 당뇨병 환자의 소변에는 개미가 모여들 정도로 많은 당분(포도당)이 섞여있는 경우가 많다.

증상

환경적 요인으로 과식, 지방과 당질 과다와 운동부족으로 인한 식이성 당뇨병으로, 이것은 비만증과도 깊은 관계가 있다. 혈액에 함유되어 있는 포도당의 혈당치가 만성적으로 많아지게 되면 일단 당뇨병일 가능성이 많다. 그러나 개인에 따른 차이도 있고 또 혈당치와 관계없이 당뇨병에 걸린 사람도 있다.

초기 단계에시는 거의 자각증상이 없으므로 정기서인 건강진단으로 발견할 수밖에 없다.

자각증상이 나타났을 때는 이미 병이 많이 진행되어 있다고 볼 수 있다. 주된 증상으로는 소변의 양과 횟수가 갑자기 늘어나고 목이 마르고, 자꾸만 단 것이 먹고 싶어 진다. 또한 피로를 자주 느끼며, 또 몸에 부스럼 같은 것이 잘 생기며, 시력이 약해지고, 성욕 감퇴, 생리 불순 등이 그 증상으로 들 수 있다.

☑ 당뇨병의 치료법

미식가나 대식가에게 제일 문제가 되는 것은 좋아하는 음식만을 많이 먹기 때문에 영양의 균형이 깨진다는 점이다. 게다가 운동 부족 때문에 신진대사가 원만하지 못해서 체중이 늘어나게 되고, 그만큼 몸이 둔해져서 더욱 움직이기가 귀찮아지는 악순환을 겪게 된다.

평소 당뇨병에 걸리지 않기 위해서는 다음과 같은 사항을 유의해야 한다. 즉 우리 육체이 활동이 근원이 되는 열에너지는 탄수화물과 지방, 단백질의 3개의 에너지원이 분해로 생산되기 때문에 그 최종 단계의 기능을 높이는 것이 무엇보다도 중요하다는 것을 깨닫는 것이다.

그런데 그런 기능을 갖는 것이 식초나 구연산이다. 왜냐하면 식초는 에너지원의 분해와 흡수를 촉진하고, 탄수화물의 이용률을 높이며, 유해 물질을 체내에 남기지 않게 하는 작용을 하는 아미노산과 유기산을 풍부하게 함유하고 있기 때문이다.

근대 의학에서는 당뇨병에 대한 치료법으로 인슐린의 증강이라는 요법을 취하고 있는데, 인슐린이라는 것은 장에서 분비되는 호르몬으로, 근육 안으로 당을 밀어 넣는 역할을 한다. 그러나 실제로 인슐린은 혈압이나 혈당치를 높이는 작용을 하는 아드레날린과 글루카곤이라는 호르몬 사이의 양의 '불균형'의 원인이 되기도 한다.

식초 치료법

즉시 효과를 기대한다면 식초나 구연산을 많이 마시는 것이 좋다.

음식물과 함께 섭취할 경우 어육이나 채소에 식초를 친 요리를 비롯해서 식초를 이용한 요리법이 여러 가지가 있으므로 잘 활용하는 지혜가 필요하다.

식초를 이용한 건강식품으로 잘 알려져 있는 쌀로 만든 식초(현미식초)에 계란을 넣어 만드는 '초란'도 당뇨병에는 특히 효과가 좋다고 한다. 〈제7부 식초를 이용한 건강식품 2. 초란' 참조〉

☑ 민간 요법
해당화 뿌리, 쑥, 갈근, 율무 등을 이용한 방법이 있다.

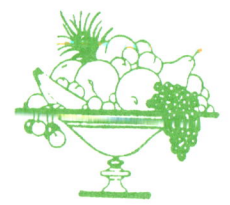

(3) 신장계통

▼ 신장병의 기본상식

신장염의 주된 원인은 감기이다. 증상으로는 신장염에 걸리면 소변의 배설량이 갑자기 적어지면서 몸이 붓고 혈뇨가 나오게 된다.

네프로제는 신우염과 함께 발생하는 경우가 많으며, 상당히 심한 부기가 전신으로 퍼져가는 것이 특징이다.

신우염은 대장균이나 포도상 구균 등의 세균 감염에 의하여 발생하는데 신우염에 걸리면, 열이 나고 오한을 느낀다. 임신 중이나 출산 전후의 여성에게 비교적 많은 병으로, 소변이 자주 마렵고 소변을 볼 때마다 통증이 있으며, 소변에 농이 섞여 있어서 색깔이 탁하다.

▼ 신장결석

엄밀히 말하면 요관결석도 포함되는데, 신장 결석은 혈액 속에 칼슘, 석회, 마그네슘 등이 돌처럼 굳어져 생기는 것으로, 이것들이 소변이 나오는 것을 방해하므로 소변을 볼 때 심한 통증이 따른다. 그 결석을 빼내지 않는 한 통증이 자주 재발하게 된다.

신장병 치료법

식초가 이뇨작용을 한다는 것을 알면서도 신장병에 좋으리라는 데까지 생각한 사람은 의외로 적다.

신장은 혈액 속에서 불필요한 물질을 걸러내고, 그 속에서 다시 이용할 수 있는 물질을 추려내어 재흡수한 후 최종적으로 불필요한 것을 다시 몸 밖으로 배설하는 역할을 하고 있다.

그러므로 신장에 이상이 생기면 필요한 물질을 재흡수할 수 없게 될 뿐만 아니라, 불필요한 물질을 몸 밖으로 배설할 수도 없게 된다.

신장 장애의 대부분의 원인은 수은, 납 등의 중금속에 있는 것이며, 또 다른 원인으로는 일상적으로 우리가 섭취하는 유해 식품(식품 첨가물, 농약 등)의 축적, 피로나 스트레스의 축적, 염분의 과다 섭취, 술 담배 등이 있다.

신장에 이상 증세가 나타나면 이미 늦은 것으로 쉽사리 치유되지 않는다. 초기 증세일 때에 의사에게 진단을 받고 신속히 치료를 하는 것이 좋다. 그리고 미연에 방지하기 위해서는 식사 때 마다 음식에 식초를 많이 넣어 먹도록 하는 것이 좋다.

식초는 소변의 양을 증가시킴으로써 체내의 유해 물질을 씻어 내는 역할만 하는 것이 아니다. 신장병의 하나인 신장염에 걸리면 단백뇨, 혈뇨 등으로 인해 혈액중의 단백질이 감소되는데, 식초는 혈액중의 단백질 양을 증가시키고 신장의 약해져 있는 신장의 조직을 회복 시키는 힘도 가지고 있다.

그 밖에도 야채류 등에 많이 함유되어 있는 수산과 체내의 칼슘이 결합해서 생기는 수산 칼슘―신장 결석의 원인이 되는데―을 몸 밖으로 배설하는 작용도 해준다.

민간 요법

신장염 : 청둥호박, 산편두, 율무 등을 이용한다. 만성신장염에는 굴비, 잉어, 붉은 팥 등을 이용한다.

식초 치료법

요리하는 것을 싫어하거나 귀찮아하는 사람에게 식초를 이용해 간단히 만들 수 있는 반찬을 몇 가지 권한다.

콩, 땅콩, 계란, 마늘, 표고버섯, 멸치, 차조기 등의 여러 가지를 식초에 절이기만 해도 반찬이 되는 것이다. 이렇게 만든 반찬 중에서 늘 한 가지씩이라도 식탁에 올려 놓는다면 건강 증진에 커다란 도움이 되리라 생각된다.

(4) 고혈압

❦ 고혈압의 기본상식

우리나라 3대 사인 중 심장병과 뇌졸중은 이 고혈압으로 인해 발생한다.

일반적으로 상완부의 동맥에 흐르는 압력을 측정에서 말하는데, 측정하는 자리나 측정할 당시의 기온, 운동, 수면량, 음식의 양, 스트레스 등에 의해서도 혈압은 수시로 변동한다.

20대 성인의 평균 혈압은 120 정도인데 나이가 많아짐에 따라 높아진다.

아무튼 최고 혈압이 160 이상이 되면 고혈압이라고 할 수 있다. 그러나 혈압에도 개인차가 있으므로 단순히 혈압이 높다는 이유만으로는 엄밀한 의미에서 병이라고 할 수는 없다. 혈압에 대한 저항력에 따라 느끼는 통증이 다르기 때문이다. 오히려 그에 따르는 합병증인 심장병, 뇌졸중, 신장병 등이 더 무서운 것이다.

🌱 증상

고혈압의 원인으로는 동물성 지방의 일종인 콜레스테롤이나 식염의 과다 섭취 등으로 나타나는 비만 증세가 비교적 대부분의 원인으로 잘 알려져 있다. 그 외에도 단백질의 과다 섭취나 술, 담배 등을 꼽는 학자도 있지만, 직접적인 의미로서의 인과 관계는 확신할 수 없다. 그리고 무엇보다도 오늘날 정신적 고통과 복잡한 인간관계로 인해 받는 정신적 스트레스가 큰 영향을 준다.

🌱 고혈압의 치료법

고혈압의 원인으로는 식생활의 불균형, 염분의 과다 섭취, 비만, 유전적인 체질, 정신적 스트레스 등이 있는데, 이러한 원인들이 복잡하게 얽혀서 생기는 경우도 있다.

식초는 그 어느 경우에도 효력이 있으며, 식초가 비만 해소에 효과가 있는 것은 식초가 지방의 합성을 예방하는 작용을 하기 때문이다.

그리고 식초는 염분의 과다 섭취에도 효력이 있다. 식초의 이뇨작용에 의해서 체내의 쓸데없는 염분이 배설되기 때문이다.

식초는 스트레스의 해소에도 효과가 있다. 스트레스가 쌓이면 차츰 부신피질 호르몬이라는, 소위 우리들의 정신적, 육체적 긴장을 풀어주는 호르몬의 분비량이 줄어서 그것이 혈관이나 내장에 부담을 주는 원인이 되고 혈압이 오르게 함과 동시에 혈액순환을 저해하게 된다.

그런데 식초가 스트레스에 도움이 되는 것은 식초에 함유된 구연산은 이 부신피질 호르몬의 분비를 높여주는 역할을 하기 때문이다.

그밖에 최근에 식초에는 혈관을 수축 시켜서 혈압을 높이는 작용을 하는 호르몬의 일종을 억제하는 힘이 있다는 것도 입증되었다.

식초 치료법

합성식초는 구연산이 들어 있지 않으므로 고혈압 치료에는 천연 양조식초를 택하는 것이 좋다.

쌀로 만든 식초 외에 몰트식초, 사과식초, 포도식초 등 여러 종류의 식초를 활용할 수 있다. 식초를 사용한 요리에서는 소금 등의 조미료가 많이 들어가지 않기 때문에 식초 요리를 많이 먹는 것만으로도 혈압이 올라가지 않는 효과를 볼 수 있다.

민간 요법

갈근(칡뿌리), 은행, 오가피 등을 이용하는 방법이 있다.

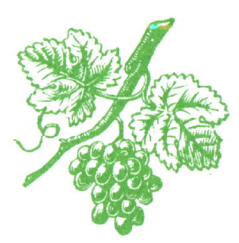

(5) 동맥경화

🌱 동맥경화의 기본상식

동맥경화란 동맥의 내벽에 콜레스테롤이라는 기름이 쌓여 혈관이 두터워지고 혈액이 나빠지는 병이다.

보통 동맥은 넓어졌다, 좁아졌다 유연하게 대응하면서 혈액을 흐르게 하는데, 동맥경화는 그런 탄력성을 잃어서 일어나는 경우와, 혈관의 안쪽 부분에 콜레스테롤 등의 지방분이나 중성지방이 부착되어 혈관통로가 좁아짐으로써 혈액순환이 순조롭지 못하기 때문에 일어나는 경우가 있다.

동맥경화의 직접적인 원인으로는 고혈압, 당뇨병, 통풍, 혈액의 이상 등을 들 수 있으며, 다른 질병이 원인이 되어 발병된 비만, 과다 흡연, 동물성 지방의 과다 섭취 등도 동맥경화에 상당히 위험한 요인이라고 할 수 있다.

🌱 증상

최근의 메스컴 보도로 동맥경화의 원인의 하나로 콜레스테롤이 많이 알려지면서 콜레스테롤은 무조건 나쁜 것이라고 생각하는 경향이 있는데, 그렇지 않다.

앞에서 설명한 것처럼 동맥경화의 원인에도 혈관의 콜레스테롤의 축적 외에 여러 가지가 있기 때문에 근본적인 원인을 찾아내어 종합적인 대책을 세워야한다. 다만 다른 많은 병을 치료할 때와 마찬가지로 균형 잡힌 식생활이 동맥경화 치료에 큰 효과를 주는 것은 확실하다.

동맥경화의 치료법

앞에서 설명한 바와 같이 동맥경화는 동맥 내벽에 콜레스테롤이라는 중성 지방, 즉 기름이 축적되어 혹처럼 돌출되거나 과산화 지질 등의 노폐물로 인하여 혈관이 노화함으로써 일어나는 것이다. 다시 말해서 동맥 내의 혈액의 흐름이 나빠진 것이므로 혈관을 대청소해서 혈액이 잘 흐를 수 있도록 해주면 된다.

무엇보다도 식초나 구연산이 그러한 대청소의 역할을 해준다.

동맥경화는 우리나라의 식생활이 서구화되면서 인스턴트 식품이나 육류를 많이 섭취함으로써 지방이 과다 축적되어 동맥경화나 노화를 재촉하는 결과를 낳은 것이다.

여러 번 언급한 바와 같이 특히 지방의 일종인 콜레스테롤이 체내에 너무 많이 남게 되면 그것이 혈관의 벽에 괴어서 동맥경화를 유발시킨다. 그러나 적당한 콜레스테롤은 몸의 세포막을 만들고, 남성 호르몬이나 여성 호르몬을 만드는 데도 꼭 필요하며, 지방의 소화, 흡수에 필요한 담즙산의 원료가 되기도 한다.

콜레스테롤에는 우리들의 건강 유지에 없어서는 안 될 좋은 기능과 건강을 해치는 나쁜 기능이 있기 때문에, 좋은 기능을 높이고 나쁜 기능을 억제하는 방향으로 유도해 가면 치료 된다는 것이다.

따라서 지금까지는 적당한 운동에 의해서만 좋은 콜레스테롤을 늘일 수 있다고 알려져 왔는데, 천연 양조식초도 같은 효력이 있다는 것이 최근에 입증되었다.

식초 치료법

식초를 이용한 요리를 반드시 한 가지씩 식탁에 올려 놓는 것도 좋지만, 특히 동맥경화에 걸려있거나 동맥경화의 우려가 많은 사람인 경우는 메일 컵으로 약 3분의 1정도씩 순수 현미식초를 마시도록 하면 상당한 효과를 얻을 수 있다.

단, 이와 동시에 식생활의 개선도 필요하며 동물성 단백질을 섭취하더라도 생선이나 닭고기의 가슴살 등 될 수 있는 한 지방분이 적은 부분은 택해야한다는 점에도 주의를 기울여야 한다.

그런 면에서 식물성 단백질로 잘 알려져 있는 콩을 최고의 식품으로 꼽을 수 있다.

콩에 함유된 아미노산은 혈압을 내리게 하고 동맥 노화를 바지하며 탄력성을 우지 하는 힘을 발휘하게 해주기 때문이다. 더 나아가서 식초와 콩을 이용한 건강식품인 식초콩을 만들어 먹는다면 더할 나위 없이 좋은 효과를 얻게 될 것이다. 〈제7부 '식초로 만든 건강식품 3.식초콩' 참조〉

민간 요법

영지 버섯, 양파, 토마토, 솔잎, 마늘 등을 이용하는 방법 있다.

⑥ 간장병

▼ 간장병의 기본상식

우리 몸에서 간장의 기능으로는 소화액인 담즙을 만들고, 여분의 탄수 화물을 글리코겐으로 바꾸어 저장하며, 해독작용을 한다. 간장에 병이 들면 이들의 기능은 자연히 저하된다.

주된 간장 질환으로는 급성·만성 간염, 간경화증, 간암, 담석증 등이 있다. 간장의 질환 중에서 중요한 몇 가지만 소개한다.

▼ 증상

간염은 식욕이 없어지면서 구역질이 나고, 몸이 나른하며, 열이 오르는 등의 증상이 따른다.

주된 원인으로는 바이러스 감염, 약물 등에 의한 부작용이나 중독, 알코올류의 과음 등을 들 수 있으며, 피부 전체가 황색이 되고 소변도 매우 진한 갈색이 된다.

간경변증은 자각 증상을 느낄 수 있을 때쯤이면 중세가

이미 상당히 진전된 후이기 때문에 심각하다. 원인으로는 과음, 또는 영양 부족이나 불균형적인 영양 섭취, 기생충 등을 들 수 있으며, 간염이나 심장병 등 다른 질병으로 인한 합병증으로 나타나기도 한다.

증상은 간염과 비슷하게 나타난다. 먼저 식욕이 떨어지고, 피로가 빨리 오며, 잦은 구역질이 난다. 또한 피부에 황달기가 나타나며, 몸이 붓거나 갑자기 살이 빠지기도 한다.

담석증은 담즙의 성분 중 일부가 굳어져서 생기는데, 담석이 생겨도 아무런 증상이 없이 평생을 건강하게 지내는 사람도 있어 개인에 따른 차이가 상당히 크다.

간장병 치료법

술을 마시면 구역질이 나거나 머리가 아프거나 하는 숙취는 우리 몸, 특히 간장이 알코올의 분해와 흡수를 원활하게 하지 못하기 때문에 나타난다.

물론 주량에 따라 개인차가 있지만 음주 전후 식초를 마시면 식초나 구연산을 마시지 않을 때와 비교했을 때, 식초나 구연산을 마셨을 때는 술을 많이 마셔도 머리가 아프지 않고, 구역질도 없이 빨리 깬다.

간장이라는 것은 모든 영양분이 모이는 곳이다. 각각의 영양분은 간장에서 처리, 분해되어 가는 과정에서 유해 물질이 생기는 경우도 있지만, 그러한 물질에 대한 해독작용 또한 간장의 기능이다.

그런데 최근 우리나라에서는 각종 간장병이 늘고 있어 '21세기 국민병'이라고 까지 일컬어지게 되었다. 이유는 여러 가지가 있지만 주된 원인으로는 과식으로 인한 간장의 부담 증가, 약물, 화학 물질의 체내 축적, 스트레스의 증가를 들 수 있다.

민간 요법

만성 간염에는 사철 쑥, 쇠비름, 조선콩 등을 사용한다.

⑺ 통풍

☑ 통풍의 기초 상식

　통풍은 심한 바람이 불어오면 통증을 느끼는 병이다.
　류머티즘이 주로 손가락의 통증에서 시작되는 데 반해, 통풍은 발가락이나 무릎 등 하체에서 통증이 시작되는 것이 대부분이다. 또 류머티즘보다도 심한 통증이 따르는 것이 특징이다.
　주 원인으로는 단백질의 과잉 섭취 등으로 아미노산의 부산물인 암모니아가 현저히 늘어나면서 체내의 요산이 높아진 것이다.
　보통 요산은 신장에서 소변과 함께 몸 밖으로 배설되는 것인데, 과다 증가하면 신장의 기능이 그에 미치지 못하게 되어 체내에 남은 요산이 관절 부분에 고임으로써 통증을 일으키게 되는 것이다.

☑ 증상

　증상은 상당히 심하게 나타나는데, 특징으로는 갑자기

심한 통증이 오고 아픈 부위가 빨갛게 부어오르면서 고열이 난다. 통증과 열은 주로 밤에 시작되어 낮이 되면 가라앉곤 하는 일이 반복된다.

통풍에 걸리면 혈액 속에 요산치의 움직임이 늘어나게 되는데, 정기적으로 검사를 받도록 하는 것이 중요하다. 또 과식은 최대의 적이므로 피하도록 하고, 스트레스가 쌓이지 않도록 주의해야 한다.

통풍 치료법

식초는 아미노산에서 요소가 생성되는 과정에 크게 작용을 하며, 요산의 배설량도 증가시킨다고 한다. 또 식초나 구연산을 계속 복용함으로써 산성으로 기울고 있던 혈액을 본래의 약알칼리성으로 되돌려 놓는 효과도 볼 수 있다.

통풍의 예방을 위해서라도 시초를 많이 활용하도록 하자.

식초 치료법

되도록 현미식초 등 산도가 적은 시초를 복용하도록 한다. 그대로 마신다든가 요리에 첨가해서 꾸준히 섭취하도록 한다, 특히 육류를 먹었을 때는 약간 많은 듯 하게 섭취하도록 한다. 그렇다고 해서 무조건적으로 식초만 마시면 된다는 것은 아니다.

식초 활용에 맞추어서 동물성 단백질의 섭취를 줄이고 비타민 A, 나트륨, 철분 등을 많이 함유하고 있는 야채 및 과일을 함께 먹도록 한다.

2 소화기 질환

(1) 원인

부주의한 식사가 주된 원인이지만 오늘날 정신적 스트레스로 인하여 생기거나 과로로 위장에 이상이 오는 경우가 많다.

(2) 위장병

🌿 위장병의 기본상식

위장 계통의 질병에는 급성, 만성 위염, 위약, 위궤양, 위하수, 위확장증, 위경련, 위암 등 여러가지 종류가 있다.
우리는 보통 심한 통증이나 심한 설사가 계속되면 당연히 병원을 찾게 되지만, 배가 아프거나 가벼운 증상에는 그저 약국에 가서 소화제를 사먹는 경우가 많다.

게다가 위산과다인지, 위산 결핍인지 알지도 못하면서 무작정 위산과다용 위장약을 너무 과용한 나머지 오히려 위장 기능을 아주 약하게 만들어 버리는 사람도 적지 않다. 그러나 '아무래도 위장이 이상하다'라고 느끼는 사람의 대부분은 급성 또는 만성 위염이나, 위약으로 흔히 있는 병이라 할 수 있다.

이런 경우 먹은 것이 언제까지나 소화가 되지 않아 위장이 항상 답답한 불쾌감을 느끼게 된다.

증상

오늘날 생활이 복잡해지면서 정신적 스트레스가 원인이 되어 일어나는 위장 장애가 이외로 많다. 스트레스나 과로가 겹치면 자율 신경의 기능에 이상이 생겨서 위액을 많이 내보내거나 반내로 내보내지 않게 되므로 가슴이 아프고 쓰리면서 위통, 소화 불량, 설사 등의 위장 장애를 일으키게 된다.

뱃속이 시원하지 않고 체한 것처럼 답답하거나 메슥거리는 증상이 나타나면 체한 것으로 생각하고 무조건 소화제를 복용하는 사람이 많은데, 잘못된 생각이다.

식사를 마치자마자 위장약을 복용하면 위장의 기능이 급격히 쇠약해지는데, 그로 인하여 결국에는 입원하는 사람도 적지 않다. 따라서 적어도 식사후 30분이 지난 다음에 복용하는 것이 좋다.

위장의 소화 흡수력이 저하되어 식욕이 없어지는 것은 '위산 과다'라기 보다는 '위산 결핍'이기 때문인 경우가 적지 않다. 중년 이상이 되면 오히려 위산 부족 증상인 사람이 훨씬 많아지기 때문이다.

위장 치료법

위액 분비가 적은 사람에게 있어서 식초는 위액의 분비를 늘려 줄 뿐만 아니라, 식초가 위액의 대역을 한다.

식초는 섭취한 음식을 소화 흡수하기 쉬운 형태로 분해해주고, 강한 살균작용까지 하므로 위장내의 유해한 세균의 번식도 억제해준다.

대부분의 사람들은 위장의 기능이 약해져 있을 때 약으로 고치려고 한다. 그러나 약물 요법은 일시적으로는 효과를 볼 수 있어도, 그 근본 원인은 치료가 되지 않는 경우가 많다.

여름철 무더위 때 식욕이 없어지는 이유는 물, 청량음료,

맥주 등 수분을 너무 많이 마셔서 위액이 묽어지고, 위벽에 대한 자극도 약해지기 때문이다. 위벽에 대한 자극이 약해지면 그 만큼 위액이 묽어져서 세균이 번식하기 쉬워 명치끝이 더욱 아프고 쓰리게 되고 잦은 설사까지 일으키게 된다. 이것을 근본적으로 고칠 수 있는 것이 식초이다.

☑ 식초 치료법

여름을 타는데 식초를 활용한 것은 옛날부터 내려온 지혜이다. 또한 야채 샐러드에 드레싱을 끼얹어 먹을 경우가 많은데, 그 때 인삼이나 오이에는 비타민 C를 파괴하는 효소가 함유되어 있다. 여기에 식초를 넣은 드레싱을 사용하는 이유가 있다. 식초에는 그러한 비타민 C 파괴 효소가 작용하지 못하도록 하는 성분이 있기 때문이다.

☑ 민간 요법

- 소화불량 : 무, 사과, 귤, 익모초 등을 사용한다.
- 위궤양 : 오징어 뼈, 애기똥풀, 꿀, 생강 등을 복용한다.
- 위　염 : 아가위 열매, 매화열매, 해바라기 뿌리 등을 복용한다.

(3) 변비

☑ 변비의 기본 상식

   사람은 쾌식, 쾌변, 쾌면 하면 건강하다고 한다. 따라서 적당한 양의 변을 보지 못하면 고통스러운 일이다.
   바나나, 죽순을 비롯하여 섬유질이 많은 음식을 섭취하는 등 여러 가지가 있지만 만성적이거나 증상이 심할 경우에는 그것만으로는 해소되지 않는다. 그렇다고 변비약을 복용함으로써 무리하게 설사를 하여 고치려고 하는 사람도 있는데, 이것은 오히려 건강을 해치는 결과가 되므로 주의해야 한다.
   변이 배설되는 과정은, 변을 배설하고 싶어지는 '변의(便意)'가, 대장의 출구에 있는 직장 부분에 변이 괴었다는 것을 뇌가 감지하여 변을 배설하도록 소위 '지령'을 내리는 것이다. 그러나 이때 뇌의 지령은 그다지 강하지 않은 모양인지 대수롭지 않게 그냥 넘어가는 경우가 많다. 그런 의미에서 변비는 상당부분 정신적인 요인에 의하여 발생하기도 하는 것이다.

증상

그 예로, 보통은 매일 습관적으로 변을 보는 사람일지라도 여행을 나선다든가, 일 또는 그 밖의 정신적인 긴장이나 피로 때문에 변의를 느끼지 못하게 되는 경우가 바로 그것이다.

그러므로 정신적인 원인일 때는 조금이라도 변의를 느끼게 되면 '조금 더 있다가'라는 식으로 견디지 말고, 될 수 있는 한 곧바로 화장실로 가는 것이 좋다. 그렇게 함으로써 차츰 정확히 정해진 시간에 변을 보는 습관을 들이게 된다.

변비 치료법

변비를 치료하는 가장 간단하면서도 손쉬운 방법은 물을 많이 마시는 것이다. 물을 많이 마시면 과잉 섭취된 수분이 장에 들어가 고이게 되고, 그 수분은 굳어져 있는 변을 부드럽게 함으로써 변이 나오기가 쉽게 해 준다. 그밖에 차가운 우유나 소금 물을 마심으로써 장을 자극하여 설사를 일으키게 하는 방법도 있다.

그러나 물을 많이 마신다는 것은 생각 만큼 그렇게 쉬운 일이 아니다. 그렇다고 해서 차가운 우유로 설사 또는 복통을 일으킬 수 있고, 또 설사약에 의존하는 것도 바람직하지 않다.

앞에서 살펴본 바와 같이 식초는 체내의 신진대사를 높이기 때문에 변비의 해소에도 효과가 있다. 따라서 식초를 섭취하면 장내의 활동이 활발해지고 탄산가스가 발생하여 변의를 재촉하게 되는 것이다.

식초 치료법

땅콩이나 콩을 식초에 절인 식품은 신경통의 특효약으로도 알려져 있지만, 변통을 활발하게 하는 기능도 가지고 있다. 콩류에는 소화를 촉진하는 성분이 있는데, 이것이 식초와 합쳐짐으로써 상승효과를 가지게 되는 것이다.

구체적으로 설명하면 장내에 고이기 쉬운 음식의 찌꺼기 등을 몸 밖으로 밀어내는 작용을 하는 콩의 섬유질과 장액의 분비를 촉진하여 소화 흡수 능력을 높이는 식초의 작용이 잘 융화되어 나타나는 결과이다.

식초 콩을 만드는 방법은 간단하다.

이 식초 콩을 하루에 5~6알씩 먹되 술잔 하나씩의 식초를 하게 마시면 더욱 좋은 효과를 볼 수 있다.

입맛이 까다롭고 식초만을 먹기가 힘든 사람이라면 콩에 꿀을 섞어서 입맛을 돋우는 방법도 있다. 또 현미식초보다 사과식초가 마시기 쉬운 사람은 그것을 이용해도 좋다.

한 컵의 우유에 술잔 하나의 사과식초를 섞어서 마시는 방법도 있다. 식초를 물로 희석한 다음 꿀을 섞는 것도 효과적이다.

그밖에도 식초 음료를 만드는 방법은 무궁무진하게 많다.

민간 요법

① 나팔꽃씨, 복숭아 씨를 복용한다.
② 오징어, 호두를 복용한다.
③ 생강을 복용한다.
④ 꿀, 소금 등을 복용한다.

(4) 비만

♥ 비만의 기본 상식

일반적으로 신장에서 100~110 을 뺀 수가 이상 표준 체중이라고 하는데, 근육의 굵기, 근육의 탄력성 등에 따라서 약간의 차이를 보이게 된다.

비만은 체내에 지방이 쌓인 것만이 아니라 오염 된 노폐물이 쌓여 있는 것이다.

보통 지나치게 살이 찐 것은 신진대사의 속도보다 지방이나 수분의 섭취량이 많아서 그것이 축적됨으로써 나타난 현상인데, 과식, 청량음료, 운동부족 등이 직접적인 원인이 되기도 한다. 지나치게 살이 찌면 심장이나 혈관 등에 부담을 주어 고혈압이나 당뇨 등 다른 합병증을 유발하게 된다.

갈수록 식생활이 서구화되면서 우리나라 여성들의 체형도 많이 변해가고 있다. 그렇지만 아직까지는 보편적으로 서양 여자들에 비해 팔다리가 짧고 얼굴이 크므로, 옷을 입으면 실제보다 살이 쪄 보인다.

특히 여성은 비만으로 인해 내분비 이상이 생겨 생리 불순, 손발저림 등 각종 부인병에 걸리기 쉽다. 이런 이유와 더불어 외모 관리 차원에서 여성들이 다이어트를 하는 경우가 많다. 지나치게 비만한 경우가 아니라면, 무엇보다도 중요한 건강을 해치면서까지 다이어트를 감행하는 우를 저지르지는 말아야 할 것이다.

비만 치료법

현재 시중에는 특히 여성들의 다이어트 방법에 대한 책들이 많다. 다이어트를 위한 책들이 수없이 많이 쏟아져 나와 있다.

그런 책들이 대중의 관심을 모으고 있는 이유는 비만이 고혈압, 동맥경화, 당뇨 등 각종 성인병의 원인이 된다는 점 때문이기도 하지만, 여자의 경우에는 날씬하고 아름다운 몸매를 갖고 싶다는 욕구 때문인 경우가 대부분이다.

그렇지만 무리하게 체중을 감량함으로써 원하는 결과를 얻었을지라도 건강만 해친 결과가 되어서는 안 된다.

살빼는 데에만 열중하다 보면 결국 본래의 목적을 잊어버리기 쉽다.

비만은 체내의 너무 많이 받아들인 탄수화물이나 당질이 지방으로 변해서 피하지방으로 축적됨으로써 일어나기 때문에 탄수화물이나 당질이 지방으로 변하는 것을 막거나 지방으로 변한 후라면 이것을 분해해 버리면 된다. 이런 양쪽의 기능을 가지고 있는 것이 바로 식초이다.

또 비만인 사람을 보면, 소위 '지방 비대' 외에도 몸에 쓸 대 없는 수분이 축적되어 생기는 '수분 비대' 체질인 사람도 있다. 식초에는 이뇨 효과가 있으므로 수분 비대의 해소에도 효과가 있다.

✓ 다이어트 보조식품

① 식물성 단백질
② 비타민, 미네랄 등의 미량 영양소
③ 녹차
④ 식이섬유소(화이바)
⑤ 알로에
⑥ 허브
⑦ 키토산

✓ 식초 치료법

술잔 하나 정도의 순수 현미 식초를 하루에 1~2잔 마시면, 정상적인 식사를 하면서도 비만은 서서히 해소된다. 그대로 마시기 어려울 때는 물로 희석하든가, 식초나 구연산을 이용한 칵테일을 생각해 보는 것도 좋을 것이다. 소주를 따뜻한 물에 희석한 다음 구연산을 작은 숟가락으로 1~2스푼 정도 첨가해서 마시는 것도 손쉽게 마시는 방법이다.

민간 요법

① 대나무 잎을 달여먹는다.
② 수정과를 수시로 복용한다.
③ 미나리를 즙내어 식후에 먹는다.

3 정신, 신경계 질환

(1) 원인
몸에 있는 신경조직에 이상이 주요 원인이다.

(2) 신경통

▣ 신경통의 기본 상식

신경통은 몸에 있는 신경조직의 일부에 염증이 발생하여 일어나는 병이다. 따라서 류머티즘과는 근본적으로 다른 병이다.

주된 증상으로는 염증을 일으킨 신경세포에서 나오는 신경섬유를 따라 통증을 느끼며, 그로 인해 그 부분의 감각이 둔해지고 마비되는 경우도 있다. 심한 경우 동시에 몇 개의 신경이 염증을 일으키면 감각이 둔해질 뿐만 아니라, 몸이 뜻대로 움직이지 않게 되고 걷기 조차 곤란해지는 경우도 있다. 신경통의 종류에는 좌골 신경통, 늑간 신경통, 삼차 신경통 등이 있다.

증상

좌골 신경통은 넓적다리에서 발에 걸쳐 통증이 지속적으로 일어나는데, 대퇴근 후면, 무릎 후면, 장딴지에 걸쳐 일어난다.

늑간 신경통은 늑골 부분에 발생하는 신경통으로, 기침이나 심호흡을 할 때 특히 심한 통증을 느끼게 된다.

삼차 신경통은 얼굴 전체에 널리 분포되어 있는 삼차 신경에 생기는 동통으로, 보통 안면 신경통이라고 한다. 대부분의 사람들은 얼굴의 일부가 실룩실룩하면 안면 신경통이라고 생각하지만, 실제 이것은 안면 신경 경련이다.

신경통은 감기나 티브스 등 각종 전염병을 시작으로 화농성 질환, 중독, 영양 장애, 외상 등 여러 가지 질병이 원인이 되어 발생하는 경우가 많다.

🌱 신경통 치료법

식초가 몸에 좋은 이유의 하나로 구연산 회로 (크레브스 회로)를 원활하게 해준다는 점을 들 수 있다.

이 구연산 회로란 우리들 몸 속에 들어간 음식은 전분은 포도당으로, 단백질은 각종 아미노산으로, 지방은 글리세린과 지방산으로 분해, 소화된다. 소화된 이들 분자가 산소와 구연산의 힘으로 연소하여 에너지가 되고, 몸의 온갖 활동의 원동력이 되는 것이다.

이 연소 활동의 단계에서 구연산은 이소 구연산, 옥살로 코로하크산 등 차례로 다른 산으로 변화하여 마지막으로 다시 구연산으로 돌아가게 된다. 이것을 구연산 회로 혹은 발견자의 이름을 따서 '크레브스 회로' 라고 한다.

영양의 균형이 흐트러지거나 체력이 떨어져 구연산 회로가 원활하지 못하게 되고, 영양소가 불완전하게 연소하여 남은 찌꺼기인 초성 포도산이 유산으로 변화하여 몸에 축적됨으로써 몸에 여러 가지 이상 현상을 일으키게 된다.

그런 이상 현상의 하나로 신경통을 들 수 있는데, 유산이 근육에 괴이면 그 부분의 근육이 굳어지면서 일어나는 증세이다. 이런 신경통에 식초가 효과가 있다.

특히 초성 포도산 자체도 신경을 마비시키는 작용을 가

지고 있다. 그러므로 신경통을 완화, 해소하려면 식초를 복용하는 것이 좋은데, 식초는 구연산 회로의 활동을 정상으로 돌리고, 유산이나 초성 포도산의 생성을 억제한다.

식초가 왜 신경통에 특히 유효한지는 식초에는 생체 활동의 열쇠가 되는 이 구연산 회로의 활동을 활발하게 해주는 기능이 있으며, 혈액을 약알카리성으로 변화시켜 혈액순환을 원활하게 해주는 기능을 가지고 있기 때문이다. 신경통은 혈액순환 장애의 일종이라고도 할 수 있으므로 그런 맥락에서 식초의 효과를 기대할 수 있는 것이다.

식초 치료법

현미식초 등의 식초나 구연산을 매일 몇 번에 걸쳐 소량씩 마시도록 한다. 또한 식단에도 현미식초를 이용한 요리를 매일 넣어 섭취하도록 하면 보다 좋은 효과를 기대할 수 있다

또 신경통은 비타민 B_1의 부족이 원인이 되는 경우도 많기 때문에 비타민 B_1을 많이 함유하고 있는 마늘을 식초로 담그어서 섭취하는 것이 좋은 방법이다.

또 하나의 방법으로는 식초로 환부를 찜질하면 통증이 완화되어 부드러워지게 된다.

(3) 스트레스

♥ 기본 상식

스트레스 사회라고 일컬어지는 현대 사회 속에 살고 있는 우리들은 스트레스와 싸움을 하고 있다고 해도 과언이 아닐 것이다.

스트레스는 정신적인 건강 뿐만 아니라, 육체적인 건강에도 여러 가지 악영향을 미친다. 스트레스를 받으면 특히 위장 등의 소화기관에는 즉시 반응이 나타난다.

일을 하다가 자신의 실수를 발견하는 순간 구역질이 나고 설사를 한 경험이 기억되는 사람도 많을 것이다. 이것은 스트레스가 위장에 곧바로 영향을 미치는 전형적인 예이다.

이처럼 스트레스가 쌓이면 위액의 분비를 지배하고 있는 자율신경의 균형이 깨지게 되고, 급기야는 위장 벽에 출혈이나 궤양이 나타나게 된다.

식초 치료법

　식초는 스트레스로 저하된 위장의 소화 작용을 돕는 동시에 위장 자체의 회복을 도와주는 역할도 한다. 또한 스트레스는 칼슘이나 각종 미네랄의 결핍에 의하여 발생하기도 하는데, 식초는 부족한 칼슘이나 미네랄의 흡수를 원활하게 해주는 기능도 가지고 있다.
　다시 말해 외부로부터 받은 스트레스를 내부에서 해소시켜 주는 그런 힘을 식초는 가지고 있는 것이다.

(3) 불면

▽ 불면의 기본 상식

불면에는 여러 가지 원인이 있다. 스트레스나 특별한 이유없이 불면에 걸릴 수 있다. 특히 스트레스에서 오는 경우에는 칼슘을 많이 섭취하도록 하는 것이 중요하다. 칼슘은 신경 세포에 작용해서 정신적 긴장을 완화시키는 기능을 가지고 있기 때문이다.

또한 이유도 없이 기분이 나쁘다거나 초조해서 잠을 잘 수가 없을 경우가 있는데, 이것도 칼슘 부족이 하나의 원인이라고 볼 수도 있다.

▽ 식초 치료법

식초에는 칼슘은 포함되어 있지 않지만 칼슘을 효율적으로 흡수 시키는 힘이 있다. 그러므로 칼슘이 많이 함유되어 있는 식품, 예를 들면 멸치 등 통째 먹는 작은 생선을 많이 먹으면서 가급적 식초에 절여서 먹도록 하면 칼슘의 흡수율을 훨씬 높일 수 있고, 자연히 불면증도 해소될 것이다.

민간요법

① 오엽송의 씨를 이용
② 마늘 술을 복용한다.
③ 오랑캐꽃을 이용한다.
④ 은행알 2개 이용한다.

(4) 피로

☑ 피로의 원인

우리의 몸은 약 알칼리성으로 유지되고 있는데, 노동이나 운동으로 몸을 혹사하고 나면 신진대사가 원활하게 되지를 않아 우리 몸이 산성으로 변한다. 이것은 평소에 신 것을 좋아하지 않던 사람이나 여름에 식욕이 없을 때 또는 피로를 느꼈을 때 새콤한 것을 먹고 싶어 하는 것으로도 알 수 있다.

산성이 되면 우리는 피로를 느끼게 되고 그럴 때마다 새콤한 음식을 원하게 되는 것이다.

신 것을 먹음으로써 산성으로 치우쳐 있는 몸은 원래의 약 알칼리성으로 되돌려 놓고자 하는 신호인데, 이것도 일종의 방어반응이라고 할 수 있다.

그렇다면 산성음식과 알칼리성의 음식의 구분은 어떻게 하는 것일까?

산성 식품과 알칼리성 음식의 구분은 식품 속에 들어있는 미네랄의 비유로 정하게 된다. 칼슘, 마그네슘, 인, 칼륨 등 미네랄에는 여러 가지가 들어있으나, 몸에 흡수되었을 때에 인산, 염산 같은 산을 만드는 미네랄의 비율이 많은 식품을 산성 식품이라고 한다. 한편 몸에 흡수되었을 때 알칼리성을 띄는 미네랄의 비율이 많을 때, 그 식품은 알칼리성 식품이라고 한다.

　신 과일을 섭취했을 때 그 신맛은 구연산 등의 유기산에 의해서 나타나는 맛으로, 식초 역시 이런 이치로 우리 몸에 들어가면 알칼리성으로 작용하는 것이다.

❦ 피로할 때의 산성이 되는 이유

　그러면 우리가 피로를 느꼈을 때 왜 몸이 산성으로 변하는 것일까?

　한 마디로 말해서 초성 포도산이나 유산이라는 산이 우리 몸에 축적되면 이 산의 존재가 피로의 원인이 되고, 몸을 산성으로 변하게 하여 결국에는 성인병의 원인이 되기도 한다.

　따라서 이런 산을 제거하면 자연히 피로가 가시게 된다.

❦ 산의 제조 과정

　그러면 이러한 산은 우리 몸에서 어떻게 만들어지는가?

우리가 음식을 섭취하여 우리 몸 속에 들어간 음식물은 산소 호흡 작용에 의하여 연소된다. 이 때 에너지가 발생하는데, 효소의 작용이 없으면 영양소가 완전 연소되지 못하고 타다 남은 찌꺼기가 남게 된다. 이 타다 남은 찌꺼기가 바로 초성 포도산과 유산이다. 이런 찌꺼기가 남지 않도록 해주기 위해서는 영양소가 완전히 연소되도록 해주어야 한다.

우리들이 섭취한 영양소 중에서 당질은 소화 흡수되면 효소의 작용에 의해 포도당이 되고, 그 다음에는 초성 포도산이 되며, 다시 구연산이 되어 구연산 사이클 속으로 들어간다. 구연산 사이클 속에서 여덟 개의 산으로 변화되면서 탄산가스, 물, 에너지를 만들어낸다. 그리고 못다 연소한 찌꺼기가 다시 초성 포도산이 되고 물과 결합해서 유산이 되는 것이다.

이 사이클이 잘 회전되고 있을 때는 초성 포도산이나 유산은 생성되지 않는다. 그런데 정신적으로나 육체적으로 피로하게 되면 그에 대응하기 위해서 에너지 소모가 증가하기 때문에 초성포도산이 제대로 구연산이 될 수 없어 유산이 되고 마는 것이다. 이것이 소변으로 배설되기 때문에 피로해지면 소변이 탁해지는 것이다.

식초의 역할

이 구연산의 사이클이 원활하게 작용할 수 있도록 해주면 유산의 발생을 억제하게 것이 있다. 그 역할을 하는 것이 바로 식초이다. 식초로 인해 구연산의 사이클이 정상으로 가동할 수 있기 때문에 완전히 연소되어 찌꺼기가 남지 않게 된다.

이 사실을 입증할 수 있는 것이 우리가 피로했을 때 소변이 탁해지는데, 이 때 식초를 마시면 2시간 후에 소변이 아주 맑아지는 것으로 일 수 있다. 이것은 곧 피로가 풀렸다는 것을 의미한다.

결론적으로 식초가 구연산 사이클에 작용을 하여 피로의 원인을 제거하고 에너지를 늘리고, 부신 피질 호르몬에 의한 스트레스를 막고 부신을 활성화시키는 역할을 하는 것이다.

4 관절, 근육 질환

(1) 원인

관절, 근육통은 거의 그 부분의 혈액순환이 순조롭지 못하여 생긴 것이다.

(2) 어깨결림

☑ 어깨 결림의 기본 상식

어깨 결림은 혈액 순환이 어깨 부분에서 원활하게 이루어지지 않음으로써 어깨의 근육이 굳어지면서 나타나는 병이다. 이 때 어깨 부분에 혈액이 운반해 오는 영양분이나 산소가 부족해서 결림 또는 통증을 느끼게 되는 것이다.
우리가 어깨가 결렸을 때 어깨를 문지르거나 두드리거나

마사지를 해주는 것은 혈액의 흐름을 원활하게 하여 결림을 풀 수가 있게 하기 위해서이다.

근육이 굳어지는 것을 경직이라고 한다. 경주마 등에게도 말의 경직이 일어나는 경우가 있는데, 말이 어딘가 딱딱하고 어색한 걸음걸이를 걸으면 말이 어깨 결림에 걸렸다고 생각할 수 있다. 그런 경우 천천히 얼마 동안 달리게 하면 대부분은 경직이 풀리는데, 이때 적당한 운동으로 혈액순환을 원활하게 하는 것이 무엇보다 중요하다.

워드프로세서나 퍼스컴 작업 등 일정한 동작을 오래 계속해야 하는 일을 하는 사람은 특히 어깨의 근육을 풀어주는 운동을 자주 해줄 필요가 있다. 몸을 힘껏 뒤로 젖히면서 기지개를 켠다거나 팔을 빙글빙글 돌리기만 해도 상당한 효과를 볼 수 있다.

증상

어깨 결림의 증세가 심해지면 후두부가 아파오거나 눈의 피로가 심해지기도 한다. 더군다나 식욕도 없어지고 불면증에 걸릴 우려도 있다.

어깨 결림의 원인으로 간장, 위장, 폐, 심장, 내장의 기능이 나빠져서 어깨가 걸리는 증상이 나타나는 경우도 있으므로 그런 면에도 주의를 기울일 필요가 있다.

어깨 결림 치료법

어깨가 결린다는 것은 어떤 의미에서는 피로의 축적이 밖으로 나타나는 것이라고 할 수 있다. 목덜미 언저리가 뻣뻣하고 무거워 지며, 왠지 기분이 우울하고, 심해지면 두통이나 식욕부진이 수반한다.

이런 때 옛날, 의료기구가 발달하지 못한 시대에는 주무르거나 안마를 하여 효과를 보았던 것이다. 그러나 최근에는 각종 전기 기구나 파스, 바르는 약 등 여러 가지가 판매되고 있다.

물론 그것들을 사용하면 일시적으로는 좋아지겠지만 또다시 걸리는 증상을 나타나게 된다. 특히 워드프로세서, 퍼스컴 등이 보급되기 시작하면서 그것을 주 업무로 하는 전산직 종사자나 오랫동안 앉아서 팔만을 사용하는 일을 하는 사람들이 늘어나면서, 그에 따라 어깨 결림으로 고생하는 사람들도 많아지게 된 것이다.

옛날 여자들은 바느질을 많이 해서 어깨 결림이 많았는데 물질 문명이 발달된 현대에 와서는 컴퓨터 관련 작업이 주 원인이 되고 있다.

40대, 50대에 자주 일어나는 견비통이라는 질병이 있는데, 남녀를 불문하고 그 정도 나이가 되면 갑자기 나타난다.

더구나 이런 중세가 몇 개월 이상 진행되다 보면 일종의 관절염처럼 되어 물리적인 방법으로는 좀처럼 치료되지 않는다.

우선은 물리적인 방법으로 통증을 제거하고, 나아가서는 젖산이 체내에 축적되지 않도록 신진대사를 원활하게 해주는 것이 좋다.

식초는 혈액을 약알칼리성으로 조절하여 혈액의 점도가 낮고 혈액이 흐르기 쉬운 상태로 만들어주기 때문에 이런 질병에도 식초를 마시면 전신의 혈액순환 및 신진대사가 원활해진다.

식초 치료법

현미식초나 사과식초, 구연산 등을 요리에 많이 넣거나 직접 마시거나 하는 것 외에도 물리적인 치료 방법으로 식초를 이용할 수가 있다.

미용 건강법으로 알려져 있는 '식초 목욕'은 어깨 결림을 비롯하여 전신의 피로 제거에 효과가 있다. 식초 목욕 방법은 식초를 탕에 직접 섞어서 하기 보다는 전신이 들어갈 수 있는 비닐봉지에 현미식초 한 병과 그 3배의 물을 붓고 비닐봉지를 탕속에 넣은 다음 그 비닐봉지 안에 들어가 몸을 담그는 목욕 방법이다.

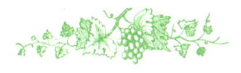

(3) 타박상, 근육통

☑ 타박상, 근육통의 기본 상식

타박상을 입은 경우 피부 표면의 상처는 심하지 않아도 내부의 근육 조직에 염증이 생겨 심한 통증을 느끼게 되는 경우이다.

이것은 부딪칠 때의 쇼크로 인해 모세혈관이 파손되어 피하조직 내에 혈액이 흘러들어 갔기 때문이다.

처음에는 별다른 통증을 느끼지 않다가 시간이 흐를수록 통증이 심해지는 경우가 많다.

부딪치면 될 수 있는 한 빨리 타박상 입은 부분을 물이나 얼음으로 찜질하는 것이 가장 좋은 치료 방법이다.

통증을 재빨리 해소시키기 위해서는 타박상 입은 부분의 내출혈을 막고, 응고된 혈액을 제거해서 손상 받은 조직을 재생시키도록 해야 한다.

☑ 증상

근육통은 심한 작업이나 긴 시간의 작업, 또는 운동으로 인해 근육이 굳어졌기 때문에 생기는데, 이 때 혈액순환이 원활하지 못해서 그로 인한 영양분이나 산소의 공급이 부족하기 때문에 발생하는 것이다.

통증은 어깨 결림과 아주 흡사하지만, 근육통은 근육을 풀어서 혈액순환을 원활하게 해주면 해소되므로 치료가 좀 더 간단하다고 할 수 있다.

☑ 타박상, 근육통 치료법

식초가 타박상이나 근육통에 효과가 있는 것은 식초의 주성분인 아미노산에 '조직 재생력' 즉 단백질 합성을 활발하게 하는 기능이 있고, 그것이 타박상으로 인해 상처입은 세포의 회복을 빠르게 해주기 때문이다.

☑ 식초 치료법

타박상이나 근육통의 경우에는 주로 외상치료에 중점을 두어야 하는데, 아미노산 함유량이 높은 현미식초 등을 사용해야 한다. 거즈나 탈지면을 식초에 담그어 두었다가 그것으로 환부를 찜질한다. 그리고 식초가 흐르지 않도록 그 위에 다시 비닐 등을 감아두어야 한다.

밀가루에 식초를 섞어서 반죽한 것을 환부에 붙이는 방법도 있다. 밀가루가 바싹 마르면 떼어내고 다시 붙이는 방법으로 실시하면 된다.

민간요법

① 황백의 분말, 치자가루를 이용한다.
② 제비꽃을 환부에 붙인다.
③ 수양버들 가지와 잎을 이용한다.

(4) 골다공증

☑ 골다공증의 기본 상식

골다공증은 골송조증, 또는 골조송증이라고 한다. 이 병은 뼈를 형성하는 골기질과 무기질이 연령이나 질병에 의해 지속적으로 감소함으로써 뼈의 무게가 감소되어 발생하는 질병이다.

다시 말해 뼈를 형성하는 질과 양이 전체적으로 감소하기 때문에 일어나는 질병인 것이다. 즉, 뼈에 바람이 든 것처럼 뼈 조직에 구멍이 생기면서 뼈가 물러지고 약해지는 병이다.

골다공증이 생기면 뼈 마디마디에 통증을 느낀다. 허리가 아픈 경우를 보더라도, 다른 원인에 의해 일어나는 요통은 끊어질 듯 아프거나 발작적으로 아프다가도 휴식기를 갖거나, 기후에 따라 통증이 심하거나 약해지거나 하며, 혹은 어떤 동작 여하에 따라 동통이 나타나기도 하고 없어지기도 한다. 그러나 골다공증에 의한 요통은 끊어질 듯 아프기 보다는 은근한 통증이 지속적으로 나타난다.

이렇게 은근한 통증이 끊임없이 지속되는 골다공증으로

인한 요통은 특히 아침 기상 때에 일어나기 싫을 만큼 나타나며, 허리만 아픈 것이 아니라 허리 위 흉추 하단까지 아픈 것이 또한 특징이다. 그리고 머리를 감으려고 세면대에 머리를 숙이면 전기 통하듯이 짜릿하고 묘한 통증성 자극이 등으로부터 허리까지 이어진다.

증상

골다공증이 생기면 뼈 마디마디가 아프고, 변형되어 뼈가 휘거나 툭 불거지거나, 또는 경미한 외상으로도 골절이 잘 일어나곤 하지만 그외에도 다른 증상들이 함께 나타나기도 한다.

다시 말해서 머리가 멍하고 입이 마르며 얼굴이 화끈 달아오르며 소변이 잦다는 등등의 신허 증상이 나타나고, 안색이 누렇게 들뜨고 시력이 감퇴되어 가물거리고 메스꺼우며 생식기 기능이 저하된다는 등의 간허 증상이 나타나고, 혹은 식욕부진이나 소화불량으로 몸이 여위거나 대변의 양과 횟수가 비정상적이라는 등등의 비허 증상들이 함께 나타날 수 있다.

일반인들이 흔히 알고 있는 것처럼 골다공증은 갱년기를

전후한 여성이나 60세 전후의 남녀에게만 나타나는 것이 아니다. 다만, 갱년기 이후에는 여성 호르몬 분비의 부족으로 칼슘의 유출이 쉬워지고, 또 나이가 들수록 칼슘 흡수를 촉진하는 비타민D의 활동이 약해서 자연히 칼슘이 부족하기 때문에 많이 발생하는 것이다. 그러나 골다공증은 영양이 부족하면 젊은 나이에도 온다. 특히 다이어트를 지나치게 강행하는 젊은 여성들에게 의외로 많다는 점도 주목할 만한 사실이다.

운동이 지나친 경우, 혹은 운동이 지나치게 부족한 경우에도 잘 오며, 원래부터 뼈대가 약한 사람은 그렇지 않은 사람에 비해 발생 빈도가 매우 높다고 할 수 있다.

또한 속발성 골다공증은 부갑상선 기능항진, 부신피질 기능항진, 갑상선 기능항진 및 장기간의 침상 안정을 요하는 치료를 받거나 혹은 석고붕대를 오랫동안 고정했던 경우, 또는 당뇨병이나 위장의 일부 적출 수술자나 난소 제거 수술자들에게 일종의 합병증으로 곧잘 발생한다.

골다공증 치료법

골다공증을 예방 또는 치료하려면 가벼운 산책을 하면서 햇볕을 쬐는 것이 좋다. 가벼운 운동을 계속하면 뼈에서 칼슘이 빠져나가는 것을 막을 수 있으며, 햇볕을 쬐면 비타민D가 활성화되기 때문이다. 따라서 나이가 들수록 적어도 하루한 시간씩은 햇볕을 쬐는 것이 좋다.

　식이요법으로는 식물성 섬유와 알코올, 염분 섭취를 줄어야 한다. 식물성 섬유를 많이 섭취하면 각 기관에서 칼슘과 강하게 결합해 점막 세포의 칼슘 흡수를 방해하기 때문이며, 알코올은 장 점막에서의 칼슘 흡수를 막을 뿐 아니라 체내의 칼슘 흡수를 원활치 못하게 만들어 뼈가 약해지는 원인이 되기 때문이며, 염분은 섭취가 증가할 수록 칼슘 흡수가 저하되어 골밀도가 떨어지기 때문이다.
　그런데 이때 식초를 복용하면 칼슘 공급을 촉진하고 칼슘의 체내 흡수율을 높인다. 또 식초는 염분 섭취를 제한시킬 뿐 아니라 체내의 과잉 염분을 밖으로 배출시키는 역할을 하여 골밀도를 유지시키고 뼈를 강화하므로 골다공증을 예방·치료할 수 있다.
　물론 칼슘은 골다공증에 없어서는 안 될 성분이다.
　뼈는 칼슘을 흡수하여 뼈를 석회화 시킴으로써 단단하고 강하게 만들기 때문이다.
　체내의 거의 모든 칼슘은 뼈에 흡착되어 있고 그 일부만이 혈액 내에 녹아드는데, 혈액 속에 칼슘이 소비되면 뼈에 저장된 칼슘이 자꾸 혈액 속으로 빠져 나와 혈액의 칼슘 농도를 일정하게 유지하려고 하므로 이 과정에서 뼈속의 칼슘이 많이 소비되어 골다공증을 일으키게 되는 것이다. 그러므로 골다공증을 예방, 치료하려면 칼슘이 많이 함유된 식품, 예를 들면 칼슘의 보고라고 일컬어지고 있는 우유와 유제품 그리고 뼈째 먹을 수 있는 마른 멸치나 말린 새우 등을 많이 먹어야 한다.

이들 식품에는 칼슘과 인이 균형 있게 함유되어 있기 때문에 더욱 좋다. 칼슘과 인이 결합하여 뼈가 형성되기 때문이다.

그밖에 무잎을 말린 시래기나물에도 칼슘이 많으며, 콩 종류 중에서 칼슘이 제일 많이 들어 있기로는 강낭콩을 들 수 있다. 물론 콩, 두부 등 콩 가공품은 다 좋다.

그러나 칼슘이 많이 들어 있는 식품만 먹는다고 되는 것은 아니다. 칼슘의 체내 흡수는 그다지 잘 되지 않는다는 결점이 있기 때문이다. 따라서 이런 결점을 보충하여 흡수를 좋게 하기 위해서는 단백질이나 지방질 등의 영양소가 필요하고, 비타민 C, D가 필요하다. 양질의 단백질은 칼슘의 흡수를 높여줄 뿐 아니라 일단 흡수된 칼슘과 결합해서 더한층 영양가를 높이기 때문이다. 물론 비타민 C,D 도 칼슘을 뼈에 정착시키는 작용도 한다.

식초 치료법

무엇보다 이러한 식품 속의 성분이 체내에 잘 흡수되고, 이로써 칼슘의 체내 흡착이 원활해야 하므로 이런 역할을 하는 대표적 조미료인 식초를 복용하면 빠른 효과를 볼 수가 있다.

골다공증에 효과가 있다는 에스트로겐 호르몬 요법은 효과에 반해 자궁암 등을 유발하시키는 부작용 또한 심한 것으로 알려져 있는데, 식초는 이런 부작용 하나 없이 부신피질 호르몬을 조절하여 골다공증에 대단한 효과를 발휘한다.

특히 식초에 달걀을 넣어 만든 초란을 복용하면 식초만 마시는 것보다 칼슘식초를 마시는 격이 되므로 더욱 효과적이다.

5 피부질환 및 기타

(1) 원인

피부에 이물질이 접촉이나 피부의 혈액순환 장애로 일어난다.

(2) 무좀

무좀의 기본 상식

무좀은 일종의 곰팡이 균에 의해 생기므로 맨발로 다니는 사람들에겐 생기지 않는다.

무좀은 백선균이라고 하는 곰팡이의 일종이 피부에 기생하면서 생긴것이다. 곰팡이는 온도가 높고 습기가 많은 곳에서 번식하는 경향이 강하므로 양말이나 구두로 인하여 짓무르기 쉬운 곳인 발바닥이나 발가락 사이 등에 생기는 것이 보통이다.

간혹 손에 생기는 경우도 있지만, 이것은 발의 무좀이 발달하여 생긴 경우가 많아서 발의 무좀이 치료되면 자연히 낫는다.

우리가 느끼는 증상으로는 '작은 물집이 생기고 몹시 가려우며, 표피가 바싹바싹 말라서 두껍고 딱딱하게 된다. 또한 손발의 살갗이 트는 것처럼 빨갛게 건조되고 짓무른다' 등이 있다.

가려움을 참지 못하고 손톱으로 긁어서는 안 된다. 왜냐하면 세균이 침투되어 걸을 수 없을 정도로 심한 염증이 생기기 때문이다. 또 무좀의 균이 손톱 사이에 들어가면 손톱의 광택이 없어지고 표면이 요철처럼 울퉁불퉁 된다거나 너덜너덜 지저분하게 되기도 한다.

시중에 판매되는 여러 가지 약이 있지만 한번 치료한 후에도 다시 재발하는 경우가 많기 때문에 겉으로 보기에 다 낳았다고 하더라도 바로 치료를 중단하면 안 된다. 지속적으로 치료할 필요가 있다.

✓ 무좀 치료법

식초의 살균 효과의 하나로 화농성 포도상 구균, 살모넬라균 등 식중독 병원균, 대장균, 적리균 등의 여러 가지 균을 식초 (순수 쌀식초)에 담그면 모든 균들은 5분 정도 후에 전멸된다.

따라서 무좀을 일으키는 백선균에 대해서도 식초는 강한 살균 효과를 가지고 있다.

백선균 퇴치에는 균이 생존, 발육하는 데 필요한 조건인 '영양·온도·pH' 중 하나를 없애거나 또는 모든 조건을 없에는 것이 중요하다. 식초는 그 중에서도 'pH'의 조절에 효과가 있다.

pH라는 것은 산성도(알칼리성도)를 나타내는 치수로, 건강한 인간의 피부는 4에서 4.5의 약산성이 유지되고 있다.

이에 비해서 백선균이 활동할 수 있는 pH는 4.2에서 5.5 이므로 무좀이 생긴 피부는 약간 알칼리성으로 기울어져 있는 셈이 된다.

식초, 특히 산도가 높은 현미식초 등의 곡물식초는 이 pH를 정상치로 돌려 놓아 무좀이 생식할 수 없도록 하는 기능을 가지고 있다.

또 식초에 함유되어 있는 아미노산은 백선균으로 인해 상처입은 피부 조직의 재생을 빠르게 하는 작용도 하고 있다.

식초 치료법

무좀의 치료에는 거즈에 식초를 적셔서 환부에 직접 대는 방법과 환부를 직접 식초 속에 20~30분 정도 담그는 방법이 있다. 붉은 기가 있거나 이미 수포가 생긴 정도의 단계라면 산도가 낮은 곡물식초나 과일식초를 사용하고, 심하여 출혈이 있거나 진피가 노출되어 있는 상태라면 산도가 높은 식초를 사용하면 오히려 피부를 상하게 되기 때문에 피부의 회복이 강한 현미식초를 활용한다.

무좀이 잘 생기지 않는 체질로 만들려면 순수 쌀식초나 순수 현미식초를 매일 20~30cc 정도씩 마시면 된다.

그리고 식초 목욕도 상당히 효과가 있는데, 식초를 넣은 40℃ 이상의 욕탕에 20~30분 정도 계속 있으면 백선균은 완전히 박멸될 것이다.

민간요법

① 후추와 오미자를 이용한다.
② 삼 잎을 이용한다.
③ 안료에 생잎

(3) 입 냄새

❧ 입 냄새의 기본 상식

　음식을 먹은 후 자기는 전혀 깨닫지 못하는데 주위 사람들로 부터 냄새가 난다는 말을 듣고 창피했던 경험이 누구나 한두 번쯤은 있을 것이다. 이것은 만성적인 입냄새로, 당사자는 깨닫지 못하고 있다가 타인의 지적을 받고서야 비로소 알게 되는 경우가 많다.
　입 냄새의 원인으로는 충치나 틀니, 치조 농루, 치석 등 구강내의 문제가 있거나 위장의 이상 등의 두 가지가 있다.
　전자에 원인이 있는 경우는 치과의사에게 치료를 받으면 대개는 낫는다. 또 평소에 이를 자주 닦는 등 구강내를 항상 청결하게 하는 것도 중요하다.
　후자의 경우는 ㄱ 승상으로 명치 언저리가 쓰리고 아프다. 명치 언저리가 쓰리고 아픈 것은 소화 불량으로 인한 통증이며, 이 때 위장 속에서 발생하는 낙산균이 악취의 원인이 된다. 당연히 입냄새를 해소하려면 위장을 고치는 것이 급선무이다.

🌱 입 냄새 치료법

식초는 특히 명치 언저리가 쓰리고 아픈 증세 등 위장에 문제가 있는 입냄새에 효과가 있다.

우선 명치 언저리가 쓰리고 아픈 이유는 위장의 기능이 둔해지거나 과식을 하게 되면 위액의 분비가 필요량에 미치지 못해서 소화가 불충분하기 때문이다.

이렇게 되면 위 속에서는 대량의 유산균이 발생하고, 이 유산균이 소화시킬 수 없는 음식물까지 먹어치움으로써 유산을 만들어 낸다. 그리하여 트름이 나거나 명치 언저리가 쓰리고 아프게 되는 것이다.

이런 소화 불량의 상태가 오래 계속되면 유산균뿐만 아니라 악취의 근원이 되는 낙산균이 대량으로 발생한다.

이 냄새가 식도를 거쳐 입까지 올라와서 숨을 쉬고 말을 할 때 밖으로 나가게 되는 것이다.

그러므로 이럴 때는 위장을 먼저 고침으로써 냄새의 근원인 낙산균을 퇴치해야 한다.

위장병 식초요법에서 소개한 바 있지만, 식초는 위액의 분비를 촉진할 뿐만 아니라, 식초 그 자체가 위액의 대역을 맡아 소화시키는 기능도 가지고 있다. 따라서 위장이 정상적으로 활동하기 시작하면 낙산균이 소멸되어 악취는 근원부터 없어지게 되는 것이다.

이 때 식초와 함께 고기나 생선 등을 먹어 위의 벽을 두껍게 해준다.

식초 치료법

식초나 순수 구연산을 매일 조금씩 마시도록 한다. 빠른 시일에 고치겠다는 마음으로 식초를 한 번에 대량으로 마시는 것은 좋지 않다. 산이 너무 강해서 오히려 위장에 해를 끼치는 경우가 있기 때문이다.

한 번에 식초라면 20~30cc, 구연산이라면 3~5g을 기준으로 하면 된다. 구연산은 물에 녹여서 마시되 그냥 마시기 어려울 때는 꿀이나 설탕을 섞어 마시도록 한다.

또 충치나 틀니 등이 원인이 되어 냄새가 나는 경우에는 식초로 자주 양치질을 해주면 효과를 볼 수 있다. 식초가 지닌 강력한 살균력이 구강내의 부패균을 없애주기 때문이다. 이것은 구강내염이나 치조 농루에도 효과가 있다.

민간요법

① 석류나무 잎을 즙으로 이용

② 솔잎 5~6개
③ 광나무 잎

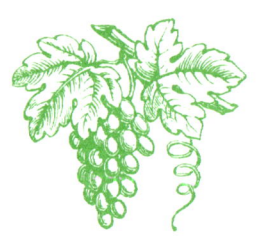

(4) 여드름

❦ 여드름의 기본 상식

여드름은 과도한 각질이 피부 표면에 쌓여 모공을 막고, 또 비정상적인 피질이 과잉 분비되어 피부의 혈액순환이 잘 이루어지지 않음으로써 생기는 것이다. 사춘기에 있어서는 호르몬의 불균형이나 변비 등에 의한 신진대사의 악화가 주원인이 된다.

또 이미 생긴 여드름을 더욱 악화시키는 것은 아크네 간균이라는 세균 때문이라고 한다.

❦ 식초 치료법

여드름에 식초를 바르면 이 아크네 간균을 비롯한 화농균을 퇴치해주고 피부 표면의 신진대사를 높여준다.

무좀 편에서도 설명했듯이 식초에는 살균작용과 더불어 균으로 인해서 파괴된 세포의 재생을 촉진하는 기능도 있기 때문에, 여드름 자국으로부터 피부를 보호해 준다. 두 장의 거즈에 식초를 떠구어 한 장으로 소독을 하고 또 한

장으로는 살균을 해주는 2단계 수법을 시도해 보는 것이 좋다.

민간요법

① 쇠비름을 이용한다.
② 도라지를 상복한다.

(5) 암내

🌱 암내의 기본 상식

암내로 고민하고 있는 사람이 의외로 많다. 이런 사람은 특히 땀을 많이 흘리는 여름철이 되면 전철이나 버스에 타는 것조차 꺼려질 것이다.

암내는 일명 액취라고도 하는데, 겨드랑이 아래에 있는 아포크린 선에서 분비된 땀이 세균에 의해 부패되면서 심한 악취를 풍기는 것이다.

🌱 식초 치료법

암내의 예방을 위해서는 무엇보다도 청결이 우선이지만, 보다 적극적인 치료법으로 강한 현미식초나 구연산을 겨드랑이 밑에 바르는 방법이 있다. 세균을 억제하고 악취를 기본적으로 제거해 줄 것이다.

또 식초를 자주 마심으로써 세균의 발생을 억제하는 방법도 병행하는 것이 좋다.

민간요법

① 명반을 태워서 발라준다.
② 새실을 태워서 가루를 발라준다.
③ 생강을 찧어 밀가루에 개어서 이용

7

식초로 만든
건강식품

1 초 마늘

✓ 만드는 법

① 식초와 마늘 그리고 주둥이가 넓은 병을 준비한다.
② 마늘을 깨끗이 벗긴다.
③ 벗긴 마늘에서 매운 맛을 제거하는 두 가지 방법이 있다.

첫 번째 방법은 직접 식초에 담그는 방법인데, 10일 정도 지나서 매운 맛이 베어 나온 식초를 한번 버리고 새로운 식초를 부어서 담근다.

두 번째 방법은 처음에 며칠 동안 몇 번씩 물을 바꾸어 매운 맛을 제거하는 방법으로 이때 마지막 물에 한 움큼 소금을 넣어 하루 동안 담근 후에 건져서 식초에 넣는다.

❦ 복용 방법

① 위가 약한 사람은 공복 시에 먹지 말고 식사 후에 먹도록 한다. 그러나 위가 튼튼한 사람은 언제든지 복용해도 상관없다.
② 설사 등의 증상이 있는지 확인해보면서 10일 단위로 양을 늘려나간다.
③ 하루에 1~2 쪽이 적당하다.

❦ 효능

(1) 마늘의 여러 가지 성분 중에서 중요한 효능을 하는 것은 알리 산이다
(2) 알리 산은 마늘의 독특한 냄새의 근원이 되기도 하는 휘발성 물질로 체내에 들어가면 재빠르게 각 세포에 침투되어 세포를 활성화 시켜 간 기능 강화, 증혈, 정장, 진통 등을 도와준다.
(3) 알리 산이 지질이나 당질과 결합되면 감기, 고혈압, 동백경화 등을 예방해주고, 그 외에 피부 미용, 정력 증강, 피로 회복, 식욕 촉진에 이르기까지 여러 가지 부분에 도움을 준다.

⑷ 마늘을 포함한 한방의 생약은 전부 이와 같은 특징을 가지고 있으므로 하나의 약효성분으로만 작용하는 것이 아니라, 많은 성분의 공통적인 작용에 의해서 우수한 효능을 얻을 수 있게 되는 것이다.

⑸ 복용 시에 마늘 형태 그대로 유효한 성분이 손실되지 않도록 하면 많은 약효의 효능을 충분히 얻을 수 있다. 이런 의미에서 우수한 식품이 바로 '초 마늘'인 것이다

⑹ 식초에 담그는 것은 마늘의 떫은 맛과 냄새를 제거하고 장기적으로 보존하기 위해서이다. 따라서 성분은 생마늘과 거의 비슷하고, 식초 자체가 지닌 식욕 촉진, 소화 촉진, 건위 정강 등의 효능도 더하여지기 때문에 약효는 더욱 높아지게 되는 것이다.

☑ 장점

⑴ 무엇보다도 장기적인 보존이 가능하기 때문에 먹고 싶을 때 언제든지 먹을 수 있다는 점이다.

⑵ 날 것보다 자극이 적고 냄새가 부드러우며, 맛도 좋다. 따라서 부담 없이 계속 복용할 수 있다.

⑶ 냄새에 대해서 신경을 쓰지 않아도 되고 식초 자체가 몸에 좋은 역할을 하기 때문에 피로를 느끼지 않게 될 것

이다.

☑ 예방 효과의 초 마늘

마늘의 효과가 가장 좋은 때는 간장에 이상이 있은 후보다는 일으키기 전의 예방의 단계에 더 좋다.

사람도 평상시에 마늘을 계속 먹으면 간장병을 예방할 수 있다. 예를 들면 예방책으로 제일 간단하게 알 수 있는 것이 알코올인데, 단체 모임이나 술좌석에 참석하기 전에 마늘 1~2 쪽을 호일로 싸서 구워먹는다. 그러면 간장에 알카리 산에 의해 활성화되어 알코올의 분해가 빨라지므로 아무리 폭음을 해도 숙취로 고생하는 일은 없다.

만일 이 경우에도 마늘 냄새로 인해 복용하기가 힘들 경우에는 마늘을 먹은 후 우유를 마시면 냄새로 어려운 일을 겪는 일은 없을 것이다. 그러나 무엇보다도 냄새 걱정 없이 먹을 수 있는 것은 이 경우에도 초 마늘이다.

☑ 간 기능을 회복시키는 마늘

우리 몸속에 있는 간장은 매우 인내심이 강하기 때문에 쉽게 망가지지는 않는다. 그러나 간장도 우리 몸 속에 있는 장기에 불과하므로 불규칙적인 생활, 매일 만취되어 있거나 간장에 좋지 않은 인스턴트식품 위주의 식생활을 한다면 우리 몸의 균형이 깨지고, 해독작업이 따라갈 수 없게 되므로 결국에는 피로에 지쳐서 기능이 쇠퇴해버린다.

이런 간장의 약점을 보강하고, 간 기능을 회복시키도록 하기 위해 좋은 음식이 곧 마늘이다.

마늘에 다량으로 함유되어있는 알리 산이라는 성분이 간장의 해독, 기능을 강화시킨다.

우리들이 평소 무의식중에 먹거나 마시거나 하고 있는 것들 중에도 몸에 해로운 물질이 상당히 있는데, 장 벽에서 흡수되지 않도록 방해하는 기능을 갖고 있는 것 또한 마늘이다. 마늘은 이처럼 간장의 부담을 상당히 덜어주는 기능을 하고 있다.

그러므로 언제라도 간단히 먹을 수 있는 초 마늘이 단맛과 염분이 없다는 점에서도 건강에 좋은 식품이다.

☑ 동맥경화와 고혈압

우리나라 사람들의 사망 원인으로 암 다음에 높은 것이 뇌졸증과 심장병이다.

이들은 순환기 계통에 속하는 병으로, 그 주된 원인이 동맥경화와 고혈압이다.

동맥경화란 혈액 내에 증가한 콜레스테롤 등의 불순물이 혈관에 부착됨으로써 혈관이 굳어지는 상태를 말하는데, 주로 체질이나 나이로 인한 노화에 의해서 일어나는 경우가 많고, 거기에 다른 요인이 가해지면서 더욱 진행이 빨라지는 것이다.

한편 고혈압이란 혈관에 가해지는 압력이 비정상적으로 높아지는 상태로, 체질과 나이에 따라 다소 차이가 있지만, 최대 혈압 160mmHg 이상, 최저 혈압 95mmHg이상인 경우를 말한다.

또한 신장이 나쁘다든가 원인이 확실한 경우가 있는가 하면 원인이 확실치 않은 고혈압도 있다.

동맥경화와 고혈압은 밀접한 관계가 있다. 동맥경화가 진행되면 혈압이 올라가고, 혈압이 높아지면 동맥경화가 진행되기 쉬운 악순환이 이루어지는 것이다. 동맥경화가 진행되면 혈액의 흐름이 원활하지 못하게 되고 저항이 커지기 때문에 혈압이 올라가고, 반대로 혈압이 높은 상태로 되면 혈관은 긴장이 지속되면서 탄력성을 잃게 된다. 양쪽이 관계없이 진행되는 경우도 있지만 대개의 경우 연관되어 악순환이 지속되는데 이런 상태가 가장 경계해야 하고 무서운 결과를 가져올 수 있다.

❦ 악순환의 조절 기능 초 마늘

이런 좋지 못한 악순환의 고리를 끊어주고 조절해주는 것이 초 마늘이다. 옛날 어른들은 마늘을 먹으면 무조건 혈압이 오른다고 알고 있었지만, 이것은 마늘을 먹음으로써 혈액순환이 좋아지고 열이 나는 듯한 느낌이 들기 때문에 그런 생각을 하게 된 것이다.

마늘에는 혈액 속의 콜레스테롤을 줄이는 기능이 있는데, 이것은 실험에 의해서도 분명하게 밝혀진 것이다. 마늘의 주성분인 알카리 산이 콜레스테롤을 분해함으로써 동맥경화의 진행을 막는다. 그 결과로 혈액의 흐름이 원활해지면서 혈압도 내릴 수 있게 되는 것이다.

초 마늘은 마늘의 이런 작용에 식초가 갖는 강압작용도 더해지기 때문에 더 좋은 효과를 기대할 수 있다.

예방책으로 하루에 1~2쪽씩 계속 먹는 것이다. 어느 정도 증상이 진행되어있는 경우에는 하루에 2~3쪽씩 먹는데, 호전될 때까지 지속적으로 복용하는 것이 좋다.

적어도 6개월에서 1년 이상 계속하지 않으면 증상이 호전되기를 기대할 수 없다.

고혈압이나 동맥경화는 갑자기 발생하는 것이 아니라, 오랫동안 식생활에서 비롯된 결과이기 때문에 단시일에는 정상적인 상태로 돌아가지 않는다. 그러므로 초 마늘을 한꺼번에 많이 담구어 두고 오랫동안 복용해야 한다. 그리고 증상이 호전 되었을 경우에는 하루에 1~2쪽으로 줄이는 것이 좋다.

✔ 초 마늘의 강장 기능

마늘에는 정력 증강제가 놀라울 정도로 많다는 것은 옛날부터 잘 알려진 사실이다. 그 효력이 강하기 때문에 불교에서는 수행중인 승려의 마음을 어지럽게 한다는 이유로 마늘의 복용을 엄하게 금지시켰다고 한다.

이와 같이 예로부터 경험을 통하여 마늘의 강장 작용이 알려져 왔는데, 이것은 최근의 과학적 실험에서도 증명되었다.

이런 실험은 일반적으로 토끼 등의 작은 동물을 이용해

서 그 고환을 절제하는 방법으로 실험되었는데, 최근에는 보다 정확성을 기하기 위해 사람들을 통해서 이루어졌다.

즉 연구팀은 무작위 20명을 선발하여 10명씩 한 조로 편성하였다. 물론 나이와 신체 조건이 비슷한 사람들로 구성하여서 한 조에는 식사 때 마늘이 함유된 식품을 제공하였고, 다른 조에는 마늘을 조금도 들어있지 않는 음식물을 섭취케 하였다. 그 후 두 그룹의 사람들의 정액양을 조사하였는데, 놀라운 결과가 나타난 것이다.

즉 마늘을 섭취한 조에 속한 사람들의 평균 정액양은 4.3g, 평균 정자수는 4.7억, 그에 비해 마늘을 전혀 섭취하지 않은 조의 사람들의 평균 정액양은 2.5g, 평균 정자수는 2.2억이었다.

마늘의 무취 영양성분을 취함으로써 정액양, 정액수가 마늘을 섭취하지 않는 사람들에 비해 무려 2배나 많았던 것이다.

이와 같이 마늘이 우수한 강장제 작용을 하는 것은 마늘에 함유되어있는 무취 영양 성분인 사티바민 복합체에 정자의 형성과 성 호르몬의 분비를 활발하게 하는 기능이 있기 때문이다.

사티바민 복합체란 마늘만이 함유하고 있는 물질인데, 유황이 함유되어있는 복합체를 말하는 것으로, 정자 형성을 하는 것 외에도 체력 증강, 간 기능 회복, 혈장 콜레스테롤 저하 등 여러 가지 작용을 하고 있다. 성분을 파괴하지 않는 형태로 계속 먹으면 정력 증강 뿐만 아니라 건장한 체력을 유지하는 데에도 도움이 될 것이다.

2 초란

🌱 만드는 법

① 날계란 1개와 식초 한 홉(180~200ml) 그리고 뚜껑이 있는 유리병을 준비한다.
② 날계란을 깨끗이 씻고 마른 행주로 물기를 완전히 없앤다.
③ 준비된 병 속에 식초를 붓고 날계란을 껍질째 넣는다.
④ 병의 뚜껑을 닫은 후 온도가 20~25℃를 항상 유지하도록 하고, 어두운 곳에 놓아둔다.
⑤ 1주일 정도 지나면 계란의 껍질이 녹아 없어진다.
⑥ 껍질 내부의 얇은 막은 녹지 않으므로 계란을 터뜨려

서 건져낸다.
⑦ 남아있는 계란과 식초를 잘 저어 섞는다.

주의할 점

① 초란을 만들 때는 좋은 식초를 사용해야 하는데, 현미 식초가 가장 좋다.
② 현미식초에는 귀중한 아미노산이 많이 들어 있어 식도나 위에 부담을 적게 주며 혈액이 엉기는 것을 풀어 주어 혈액순환이 원활하도록 해준다.
③ 반드시 유정란을 이용해야 한다.

보존법과 복용법

① 신선한 냉장고에 보관한다.
② 하루에 술잔으로 하나 정도(약 20ml)씩 아무 때나 마신다. 단, 위가 약한 사람은 식후에 마시는 것이 좋다.

효능

① 초란은 당뇨병, 고혈압, 간염 등에 많은 효과가 있는

것으로 알려졌다.

② 초란은 배뇨를 도와주며 변비를 낫게 해주며, 스트레스에 대한 저항력을 증강시키고 혈압도 안정시키며, 피로도 없앤다.

③ 초란은 구연산과 칼슘, 아미노산, 비타민 등의 함량이 높아 비만에도 효과가 있다.

④ 초란은 이와 함께 간 기능 활성화와 당뇨병에도 효과가 있는 것으로 나타났다. 왜냐하면 식초 자체에 함유된 10가지의 아미노산 작용과 초란 속의 달걀은 당뇨병 환자에게 발생하기 쉬운 혈액순환 장애를 막아주고 당분 처리도 해주기 때문이다.

⑤ 심장의 기능을 정상화시키고 수독(水毒)을 개선하는 작용도 하므로, 피로나 스트레스, 추위 따위로 몸의 정상적인 수분 처리가 원만하게 진행되지 못해 소변과 땀 등으로 배출해야 할 수분이 콧물로 나오는 경우에도 효과가 있다.

⑥ 생리통에도 좋은 것은 몸을 따뜻하게 하고 기혈의 흐름을 도와 혈액순환을 원활하게 해주기 때문이다.

# 3 식초 콩

🌱 만드는 법

① 콩, 식초, 주둥이가 넓은 병을 준비한다.
② 콩을 마른 천으로 깨끗이 닦는다.
③ 콩에 물기를 제거한 후 병 속에 넣는다.
④ 콩이 잠기도록 식초를 많이 붓는다. 나중에라도 콩이 보이면 보이지 않을 정도로 식초를 더 붓는다.
⑤ 1~2일정도 지나면 먹을 수 있으나, 콩의 풋내가 나서 먹기 힘들면 5~7일 정도 더 두었다가 먹으면 된다.

🌱 주의할 점

① 식초는 천연 양조식초 중 현미식초를 사용한다. 현미식초는 풍부한 아미노산과 유기산이 포함되어있어 식초 콩을 담그는데 제일 좋다.

② 콩은 알갱이가 크고 신선한 것을 사용하며, 검정콩이나 노란 콩이 좋다.

③ 콩의 풋내를 제거하고자 할 때에는 프라이팬에 볶아서 사용하면 된다.

④ 용기는 뚜껑이 있고, 넓은 유리병으로 한다.

⑤ 금속제의 용기는 식초에 의하여 부식되기 쉬우므로 절대 사용해서는 안 된다.

⑥ 콩이 충분히 잠길 정도로 식초를 붓는다. 그렇지 않으면 곰팡이가 끼거나 변질할 우려가 있다.

⑦ 콩을 용기의 3분지 1이나 2 지점까지 붓는다.

⑧ 용기에 물기가 없도록 잘 닦아야 한다.

▼ 보존기간과 보존 방법

① 식초 콩은 담근 다음에는 병의 뚜껑을 닫고, 여름철에는 냉장고에, 겨울철에는 난방이 들어가지 않고 태양광선이 직접 닿지 않은 곳에 보관하도록 한다.

② 담그고 나서 하루가 지나도 먹을 수 있으나, 5일~7

일이 지나면 맛이 더욱 들어 순하고 먹기에 좋다. 이 때 노란 콩은 깨끗한 호박색을 띠게 된다.

③ 보존기간은 보존 상태에 따라 다르지만, 대략 1개월 정도로 한 번 담글 때 약 2주일 정도 먹을 분량을 담그는 것이 좋다. 많이 담가 놓으면 곰팡이가 낄 염려가 있기 때문이다.

☑ 먹는 양과 시간

① 식초나 신 것을 좋아하지 않는 사람도 차츰 익숙해지면 맛있게 먹을 수 있다.

② 한꺼번에 너무 많이 먹으면 위장이 통증을 느끼면서 구역질이나 설사를 하게 된다.

☑ 식초콩의 효능

① 신경세포를 강하게 하는 콩 레시틴

신경세포는 긴 돌기상으로 되어있는데, 바깥쪽은 레시틴의 막으로 덮여 있다. 뇌로부터 지령은 이 돌기를 따라서 전달되는 것이다.

이 때 레시틴이 부족하면 지령 전달은 원활하게 할 수 없기 때문에 레시틴이 부족하지 않도록 보급해주는 것이 무엇보다도 중요하다. 레시틴이 많을수록 세포는 강하게 되고 적어지면 세포가 약해지는 것이다.
　또 스트레스라는 자극에 의해 신경세포가 받는 피해로 인해서 뇌의 전달되는 정보의 종류도 달라지게 된다. 즉 과잉반응을 하면 과잉 방어하는 결과가 되며, 그것이 오래 지속되면 피로는 누적되기 마련이다.
　그러므로 세포를 강화하여 스트레스에 강하게 해주면 부담은 그만큼 줄어들게 되는 것이다.
　콩에는 무엇보다도 세포를 튼튼하게 하는 레시틴이 많이 들어있으므로 콩을 많이 먹음으로써 스트레스에 강한 건강한 세포를 유지할 수 있다.
　또 콩에는 지방분을 구성하고 있는 리놀레산에 스트레스에 대한 방어 분비선인 부신의 기능을 강화해주는 기능도 있다고 알려져 있다.

　② 고혈압에 좋은 식초 콩
　고혈압에는 식초 콩이 제일 좋은 식품이다.
　우리의 혈압은 여러 가지 요인으로 인해 쉽게 움직인다. 심장이 내보내는 혈액의 양, 혈액의 점성, 말초 혈관의 저항에도 혈압이 변한다.

  고혈압의 원인으로 여러 가지가 있지만, 혈액 속에 흐르는 콜레스테롤이 혈액의 흐름을 막아주는 것이 가장 큰 원인이고, 대부분의 고혈압이 이로 인해서 발생하는데, 이 콜레스테롤의 생성 원인은 현대인의 식생활과 밀접한 관계가 있다. 따라서 이 콜레스테롤의 제거방법으로는 식이요법을 사용하지 않을 수 없는데, 그 중의 하나가 식초 콩을 많이 복용하는 것이다.

  또한 심근경색을 예방하는 자위수단으로 식초를 많이 사용하는 것이다.

  식초는 혈액을 정화해주고 혈관에 부착된 콜레스테롤을 제거해주므로 식초를 많이 사용한 식사 메뉴가 제일 좋다.

  또 한 가지 식초와 마찬가지로 효력이 있는 식품이 콩이다. 콩의 지방분을 구성하고 있는 리놀레산은 혈관에 부착된 콜레스테롤을 줄이는데 한 몫을 단단히 하고 있다.

  또 콩의 아미노산에는 비타민 C와 비타민 E의 작용을 돕는 기능이 있기 때문에 동맥경화를 방지한다.

  그러므로 이 식초와 콩을 함께 먹을 때는 그 효과는 우리의 상상을 초월할 것이다.

  ③ 당뇨병에 좋은 식초 콩

식초는 피로 물질을 쫓아내고 몸을 활성화시킴으로써 피로에서 오는 호르몬의 언밸런스를 조절해준다.

당뇨병에 걸리면 수분의 섭취양이 많아지고 그만큼 소변양도 많아진다. 그렇게 되면 간장에 부담이 되고 그만큼 수분의 대사 이상을 일으키게 되는데, 간장의 기능을 높이는 콩을 적극적으로 먹음으로써 막을 수 있다.

④ 노화방지에 좋다

혈관을 깨끗이 해주는 식품이 식초 콩이라는 것은 앞에서 설명했지만, 식초 콩은 혈관 속에 있는 콜레스테롤을 대청소 해주는 최상의 식품이다.

다음으로는 피를 더럽히지 않도록 해야 하는데, 피를 더럽히지 않는 방법으로는 여러 가지 있지만 우선은 과산화 지질을 없애는 것부터 시작해야 한다.

일단 과산화 지질을 대량으로 함유하고 있는 식품을 먹지 않도록 해야 하지만, 어쩔 수 없이 먹게 될 경우 과산화 지질의 작용을 억제하도록 해야 한다.

여기에도 콩의 리놀레산과 식초의 효과가 크게 작용한다.

또 콩의 사포닌의 효과도 주목할 필요가 있다. 사포닌에도 몸에서 과산화 지질을 쫓아내고 노화를 방지하는 기능이 있기 때문이다.

콩에는 인체에 필요한 다섯 가지 사포닌이 함유되어있다는 것이 최근 연구 결과로 알려져 있다.

무엇보다도 식초가 갖는 혈액 정화 작용과 콩의 정화 작용이 상승효과를 기대할 수 있는 것이 식초 콩으로, 식초 콩을 먹고 건강한 뇌와 세포를 유지할 수 있다면 노화 같은 두려움에서 벗어날 수 있을 것이다.

⑤ 변비에 효과가 있다

변비를 해소하기 위해서는 섬유질이 많은 식품을 많이 복용해야 된다. 일반적으로 식품 섬유성분인 셀룰 로오스, 헤미 셀룰 로오스, 리그닌 이 세 가지를 총칭해서 섬유질이라고 한다. 이 식물 섬유가 장내의 흐름을 원활하게 해 준다.

콩은 식물섬유의 보고라 할 수 있을 정도로 섬유질이 많은 식품이다. 그 중에도 특히 사포닌이라는 콩의 성분은 장의 기능을 활발하게 하여 변통이 잘 되게 하는 기능을 가지고 있다.

사포닌이라는 것은 콩을 먹었을 때 나오는 거품 속에 있는 성분인데, 이 거품이 대장을 자극하는 것이다.

콩을 먹으면 장내에서 사포닌의 기포성이 발휘되고, 그

거품이 대장과 대장 벽을 자극하여 혈액순환을 원활하게하고, 대장의 활동을 자극시키는 것이다.

 대장이 좋아지면 당연히 영양분의 흡수도 좋아지고 변도 좋아지므로 변비에는 없어서 안 될 식품이 바로 식초 콩인 것이다.

 ⑥ 건강한 아이를 만드는 식초 콩
 식초와 칼슘은 대단히 잘 어울리는 음식물로, 식초는 섭취한 칼슘을 효과적으로 흡수하여 풍부하게 함유할 수 있게 해준다.
 콩은 100mg당 240mg의 칼슘을 보유하고 있다. 일반적으로 지금까지 가장 많이 칼슘을 보유하고 있는 우유는 100g 중에 100mg 밖에 보유하고 있지 않다.
 칼슘의 함유량만 비교하면 단연 콩이 최고 식품인데. 콩의 칼슘은 흡수가 잘 되지 않는다. 또 콩은 익히게 되면 100mg 중 70mg으로 칼슘의 양이 줄어든다.
 그러나 식초 콩은 그대로 먹을 수 있고, 또 식초가 칼슘을 용해하기 때문에 대담히 흡수하기 쉽다. 따라서 콩의 칼슘을 전부 흡수하기 쉬운 형태로 먹을 수 있는 식초 콩은 성장기 아이들에게 대단히 좋은 식품이다.

초절임으로
만든 건강식품

1 마늘 초절임

☑ 재료

- 마늘 – 4통
- 현미식초

☑ 만드는 방법

① 마늘을 작은 쪽으로 벗겨서 하룻밤 물에 담겨서 매운 맛을 뺀다.
② 물기를 잘 빼고 입구가 큰 용기에 담는다.
③ 현미식초 혹은 과실식초를 마늘이 완전히 잠길 때까지 듬뿍 넣는다.
④ 용기를 덮고 온도의 변화가 적은 곳에 둔다. 기온이

높을 때는 냉장고에 보관한다.
⑤ 1개월간 절인다.

성분과 효능

당질은 20% 함유되어있는데 초절임에서는 당화, 발효는 되지 않음으로 초산이 늘어나는 일은 없다.

마늘에는 과실에 비해 단백질이 많은데, 현미와 거의 비슷한 정도로 8.4%함유되어있다. 비타민 B_1, B_2가 많다.

식초에 담근 작은 마늘을 하루에 1~3쪽을 먹거나 마늘 식초를 하루에 3분의 1컵 정도 마시면 해열이나 감기의 여러 가지 증상인 기침, 냉증, 불면에 좋으며, 허약체질인 사람에게는 위장을 튼튼하게 해 자양, 강장에 좋다.

그 밖에 마늘 식초에 생강즙을 섞어 마시면 더위 먹는 것을 막을 수 있고, 타박상, 삔 곳에도 효과가 있다.

2 검정콩 초절임

▼ 재료

- 검정콩 – 200g
- 현미식초 또는 과일식초

검정콩은 벌레 먹지 않은 알찬 것으로 한다.

▼ 만드는 방법

① 콩을 물로 씻어 먼지를 제거하고 약 30분간 물에 담가 떫은맛을 제거한다.
② 콩은 물기를 잘 빼고 입구가 큰 병에 담아 현미식초를 듬뿍 넣는다.

③ 덮개를 해 밀봉하고 직사광선이 닿지 않은 곳에 둔다.
④ 콩이 식초를 빨아들여 액면으로 떠오르지 않도록 수시로 확인하고 필요할 경우에는 식초를 더 넣는다.
⑤ 실내온도라면 5~7일 만에 부드러워져 먹기 좋으나 그 후 냉장고에 1개월 더 보관한다.

성분과 효능

콩은 식용유의 원료가 될 정도로 많은 식물 유를 함유하고 있는데, 그 가운데서도 지방 대사를 촉진하고 클레스테롤이나 지방의 배설을 원활하게 하는 불포화지방산이 듬뿍 들어있다.

검정콩 초절임을 하루에 5~ 10알정도 먹으면 고혈압 예방이 된다는 것은 널리 알려진 사실이다. 그런데 특이한 것은 검정콩을 먹으면 낮추기가 힘든 최저 혈압도 낮춘다는 것이다.

초절임 콩을 먹다가 중단하면 다시 혈압이 오르는데, 초절임 콩의 어떤 부분이 혈압을 올리는데 작용하는 것으로 생각된다.

고혈압에 직접 작용하는 것은 체내 나트륨의 배설을 촉

진하는 칼륨과 배당체 사포닌이다. 아미노산이나 레시틴이 노화된 세포를 새로운 것으로 바꾸어 동맥의 유연성을 유지하고 리놀산이 지방의 축적을 막아 동맥경화를 예방하고, 비타민이 신진대사를 촉진하는 등 콩 속의 성분 대부분이 간접적으로 고혈압을 예방하는 역할을 하고 있다.

콩 단백질은 초절임해서 아미노산 발효는 하지 않음으로 흡수된 뒤에 소장이나 간에서 아미노산으로 분해된 다음 필요한 단백질로 재합성된다. 즉 현미식초 등의 아미노산에 비하면 간 기능을 증진하거나 신진대사를 원활하게 하는 작용을 나타내게 하는 데는 시간이 오래 걸린다.

3 땅콩 초절임

☑ 재료

- 엷은 껍질이 붙어있는 땅콩 – 200g
- 현미식초

   초절임에 사용하는 땅콩은 갈색의 엷은 껍질이 붙어있는 것을 사용한다.
   땅콩에는 땅콩류라는 리놀산, 리놀렌산을 듬뿍 함유한 식용류가 많고, 엷은 껍질이 없는 것은 공기에 접하고 있는 부분의 지방산으로 변하기 쉽기 때문에 질좋은 초절임 땅콩을 만들 수 없다. 엷은 껍질에도 유효성분이 함유되어 있으므로 그대로 절이는 것이 좋다.

☑ 만드는 방법

① 엷은 껍질이 붙은 땅콩을 입구가 큰 용기에 넣는다.
② 땅콩은 콩만큼 초를 빨아들여 부풀지 않기 때문에 현미식초는 땅콩이 잠길 만큼 넣는다.
③ 덮개를 덮고 3~5일 정도 냉장고에 보관한다.

☑ 성능과 효능

땅콩의 단백질이나 비타민, 무기질의 함유량은 콩과 비슷해서 쌀, 보리에 부족하기 쉬운 함황아미노산을 보급하는 데 가장 적합하고 그 밖에 필수 아미노산이 함유되어있다.

땅콩 초절임은 초절임 콩과 마찬가지로 고혈압, 동맥경화의 예방, 피로회복, 지방 대사를 원활하게 하고 비만 해소, 냉증 개선에 효과가 있다는 것으로 밝혀졌다.

먹기 시작한 지 1~3개월에 효과가 나타나는 사람이 가장 많음으로 중도에 그쳐서는 안 된다.

신맛이 지나치게 강할 때에는 꿀 등을 묻혀서 먹는 것도 좋다.

4 매실, 살구 초절임

✓ 재료

- 매실 또는 살구 - 1kg
- 현미식초

매실이나 살구는 열매가 단단하고 잘 익은 것을 이용한다.

✓ 만드는 방법

① 매실이나 살구는 하룻밤 물에 담가 떫은맛을 제거한다.
② 물기를 잘 빼고 입구가 큰 용기에 넣어 매실이나 살

구가 완전히 잠길 때까지 현미식초를 넣는다.
③ 담근 용기를 덮어 햇빛이 닿지 않는 곳에 보존한다.
④ 1개월 정도 지나면 열매를 끄집어내고 식초는 냉장고에 보존한다.

성능과 효능

매실과 살구는 당분이 많으므로 식초의 원료가 되고 있다.

초절임으로 사용하면 매실이나 살구에 부족한 아미노산이 충당되고 더욱 영양가가 높은 식료품으로 사용할 수 있다.

그리고 칼슘, 칼륨, 철을 많이 함유하고 있으므로 빈혈, 변비 등으로 시달리는 여성들이 복용하면 효과를 보게 될 것이다.

5 오이 초절임

🌱 재료(1회 만드는 적량)

- 오이 (중) – 7개
- 마늘 – 1쪽
- 월계수 잎 – 1장
- 붉은 고추 – 1개
- 클로브 – 5~6개
- 현미식초 – 2컵
- 미림 – 2/3컵
- 천연 소금 – 약간

🌱 만드는 방법

① 오이는 씻어서 소금을 바른 다음 양쪽 끝을 잘라내어 물에 씻어 3등분한다.
　이 때 도마 위에 오이를 굴리면 색깔이 좋아진다.
② 물 4컵에 소금 6큰 술을 넣어 녹인 다음 여기에 오

이를 넣어 가볍게 돌로 눌러 하룻밤을 둔다.
③ 식초, 미림, 소금 1/3큰술, 얇게 썬 마늘, 월계수 잎, 씨를 뺀 붉은 고추, 클로브를 작은 냄비에 넣고 데친 다음 식힌다.
④ 오이를 꺼내 물기를 닦아 병에 넣고 ③을 부어 밀봉한다.

효능

오이 초절임은 담근 이튿날부터 먹을 수 있으나 이틀 뒤에 먹으면 더 맛이 있다. 붉은 고추는 취향에 따라서 2~3일 뒤에 꺼내도 좋다. 이 절임 즙은 2번 사용할 수 있다.

오이에는 부기를 제거하고 몸을 식히는 기능이 있으므로 흥분이나 고혈압, 부기가 잦은 사람에게 권한다. 또 가지에도 식히는 작용이 있는데 가지를 졸일 때는 생강즙을 내서 함께 복용하는 것도 좋다고 말하는 사람도 있다.

오이 초절임은 식욕을 돋구고 절임식품 대용으로도 먹을 수 있다. 특히 여름에 먹으면 별미이다.

6 연근 초절임

♥ 재료(1회 만드는 적량)

- 연근 - 300g
- 매식식초 - 1컵
- 미림 - 2/3
- 다시국물 - 1/2컵
- 청주 - 2큰술
- 붉은 고추 (소) - 1/2개
- 현미식초 - 2큰술
- 천연 소금 - 약간

♥ 만드는 방법

① 연근은 껍질을 벗겨 꽃 모양이 되게 5mm 두께로 둥글게 썰어 식초 1~2방울을 떨어뜨린 물에 10분 정도 담근 다음 소쿠리에 건져 물길을 뺀다.
② 끓는 물에 현미식초 2큰술을 넣고 ②의 연근을 넣어

익을 정도로 데친 뒤 소쿠리에 담아 물기를 빼고 1개씩 물기를 잘 닦는다.
③ 씨를 뺀 고추의 모든 양념과 다시국물을 작은 냄비에 넣고 한 번 끓인 뒤 식힌다.
④ 병에 연근을 넣고 ③을 부은 뒤 밀봉한다.

효능

연근은 예로부터 기침을 멎게 하고 담을 없애기 때문에 민간약으로 애용하는 한편 숙취나 설사를 예방하는 것으로 알려졌다.

또 비타민 C나 칼륨, 팩틴 등도 풍부하다. 감기를 예방하고 염분의 배설에도 좋으며, 고혈압이나 변비가 있는 사람들에게도 대단히 효과가 있다. 연근 초절임은 담근 이튿날부터 먹을 수 있다.

7 양파 초절임

☑ 재료

- 작은 양파 – 20개
- 클로브(향로) – 5개
- 붉은 고추 – 1개
- 월계수 잎 – 1장
- 현미식초 – 2컵
- 다시국물 – 1컵
- 미림 – 4큰술
- 천연 소금 – 약간

☑ 만드는 방법

① 작은 양파는 통째의 둥근 것이 모양이 좋다. 양쪽 끝을 잘라내어 껍질을 벗기고 소금은 양파의 3% 정도로 뿌리고 가벼운 돌로 눌러 하룻밤을 둔다.

② 이튿날 양파를 소쿠리에 담아 끓는 물을 붓고 물기를

뺀다.

③ 식초, 다시마 국물, 미림, 소금 1/4작은 술을 넣고 불에 올려놓고 끓인다. 불을 끄고 클로브, 씨를 뺀 붉은 고추, 월계수 잎을 섞어서 식힌다.

④ 밀봉할 수 있는 병에 ②를 넣고 ③을 쏟아 붓는다.

효능

양파 초절임은 2주일 뒤에 먹을 수 있는데 처음의 1주일은 실내의 상온에서, 그 뒤에는 냉장고에 넣어두면 맛이 더 좋다. 양파의 매운맛이 없어지면 교자 비슷한 맛이 난다.

이것은 비타민 B_1, B_2, 구연산 등의 상승작용으로 인해 피로가 제거되고 정력증강에 효과가 있다. 또 여름에 지치기 쉬운 사람이나 만성피로가 있는 사람이 특히 먹을 만하다.

양파 초절임은 그대로 먹어도 맛이 있고, 양념으로 사용해도 좋다.

8 호박 초절임

❦ 재료(1회 적당량)

- 호박 – 1개
- 붉은 고추 – 1개
- 월계수 잎 – 1개
- 통후추(검은 것) – 3~4알
- 천연소금 – 약간

- 현미식초 – 2컵
- 다시국물 – 1컵
- 미림 – 1/2컵
- 꿀 – 1큰술

❦ 만드는 방법

① 호박은 완전히 익지 않은 것이 좋다. 세로로 반을 잘라 속을 갈라내어서 잘 씻고 3㎜ 두께로 썬다.
② 충분히 물을 끓여서 소금 1작은 술을 넣어 끓인 다음

호박을 넣어 2분간 삶은 뒤, 소쿠리에 건져 펼쳐서 식힌다.

③ 작은 냄비에 현미식초, 다시국물, 미림, 소금 1/2작은술을 넣어 얹고 젓가락으로 휘저어 굴을 녹인 다음 잘 식힌다.

④ 병에 ②와 월계수 잎, 씨를 뺀 붉은 고추, 통후추를 넣고 식힌 ③을 부어 밀봉한다.

효능

호박 초절임은 이튿날부터 먹을 수 있다. 카토틴이나 비타민 B_1, 식용섬유가 풍부한 호박과 식초의 구연산이 상승작용하여 온몸의 저항력을 강화하고 체력을 튼튼하게 한다. 감기에 걸리기 쉬운 체질과, 허약체질인 사람에게 좋다.

9 감잎 초절임

☑ 재료

- 감의 어린 잎 – 20~30매
- 현미식초

잎도 먹을 경우에는 4~6월의 잎이 좋다.
또 7~8월의 짙은 녹색 잎을 담가 식초를 사용해도 영양가가 높은 감 잎 초절임이 된다.

☑ 만드는 방법

① 감잎을 잘 씻어 물기를 닦아낸다.
② 입구가 큰 병에 현미식초를 넣고 감 잎을 한 장씩 떨

어뜨린다.

③ 덮개를 덮고 직사광선이 비추지 않은 곳에 보관하고, 어린 잎이라면 7~10일이 지난 후에 꺼내어 복용한다.

④ 7~8일간 잎을 담갔을 때는 1개월간 둔 다음에 잎을 꺼낸다.

성분과 효능

감 잎에는 비타민 C가 레몬의 약 5배 함유되어 있으므로 비타민 C의 부족의 여러 증상에 효과가 있다. 신진대사를 원활하게 하고 감기에 잘 걸리지 않게 하는 등의 저항력을 높인다.

식초는 비타민 C를 분해하는 아스코르비나제를 파괴해 비타민 C의 손실을 막기 때문에 초절임으로 잎에 듬뿍 함유되어있는 비타민 C를 통째로 흡수할 수 있게 된다.

그 밖에 감 잎에는 프로비타민 A, 엽록소, 칼륨도 많이 함유되어있어 고혈압, 타박상 등에 효과가 있다. 삔 곳, 벌레 물린 곳의 환부에 감잎 초절임을 붙인다.

10 우엉 초절임

♥ 재료(1회에 만드는 적당량)

- 우엉(대) – 1개
- 붉은 고추(중) – 1개
- 현미식초 – 1컵
- 다시국물 – 1/2컵
- 간장 – 3큰술
- 미림 – 3큰술
- 청주 – 2큰술
- 천연 소금, 감식초 – 각 약간

♥ 만드는 방법

① 우엉은 수세미로 잘 씻고 칼의 등으로 껍질을 긁어내 3cm두께로 썰어 식초 1~2방울을 떨어뜨린 물에 담가 떫은맛을 우려낸 다음 소쿠리에 담는다.

② 끓는 물에 식초를 떨어뜨리고 소금을 약간 뿌린 다음

우엉을 넣고 약간 익힐 정도로 데쳐서 소쿠리에 건져 내 식힌다.

③ 작은 냄비에 분량대로 현미식초, 다시국물, 간장, 미림, 씨를 뺀 고추, 청주를 넣고 살짝 끓인 다음 잘 식힌다.

④ 병에 ②의 우엉을 넣고 ③을 쏟아 부어 밀봉한다.

효능

우엉은 식물섬유가 많기 때문에 장내의 노폐물 배설에 도움이 되고, 변비, 고혈압, 당뇨병, 비만 등에 효력이 있다.

11 목이버섯 초절임

❤ 재료(1회에 적당량)

- 목이버섯(말린 것) - 30g
- 현미식초 - 1/2컵
- 간장 - 1/4컵
- 미림 - 3큰 술
- 다시국물 - 1/4컵
- 청주 - 2큰 술
- 붉은 고추 - 1개

❤ 만드는 방법

① 말린 목이버섯은 물에 불리면 대단히 커지므로 잘 씻은 뒤 끓는 물로 살짝 데친다. 한 입 크기로 썰어 물에 담가 불린 뒤 물기를 빼낸다.

② 씨를 뺀 붉은 고추와 조미료, 다시국물을 작은 냄비

에 합쳐서 불에 올려놓고 끓기 직전에 내려 잘 식힌다.
③ 입이 큰 병에 목이버섯을 넣고 ②를 부어 밀봉한다.

☙ 성분과 효능

목이버섯은 산에서 채취한 것이 대부분이어서 모래 등이 붙어 있으므로 불리면서 잘 씻어내야 한다.

목이버섯 초절임은 이튿날부터 먹을 수 있다. 철분, 칼슘, 비타민 B_1, 비타민 B_2, 나이아신 등이 풍부하므로 빈혈이나 저혈압, 허약체질, 변비, 또한 젊은 나이에 흰 머리가 나는 분들에게 좋다.

시큼한 것을 잘 먹지 못하는 사람도 어렵지 않게 먹을 수 있다.

강재만 한의학박사

경희대 한의과대학 졸업
서울시 한의사회 부회장
대한한의사협회 정무이사
서울시 서초구 한의사회 회장
한방면역학회 학술이사
대한한의사회 침구분과학회 이사
백구한의원 원장
경희대 한의과대학 외래교수

백구한의원
Tel. 02)591-0109
Fax. 02)593-9204

이메일
109xy@hanmail.net

홈페이지
www.109han.com

식초의 효능

인쇄일	2022년 3월 21일
발행일	2022년 3월 23일
저 자	강재만
발행처	도서출판 청연
신고번호	제2001-000003호
주 소	서울시 금천구 독산동 967번지 2층
전 화	(02) 866-9410
팩 스	(02) 855-9411
이메일	chungyoun@naver.com

* 지적 재산권 보호법에 따라 무단복제복사 엄금함.
* 책값과 바코드는 표지 뒷면에 있습니다.

ⓒ 강재만, 2022, Printed in Koreaⓒ